Ingo Froböse
Peter Großmann

DER MÄNNER GESUNDHEITS CODE

Ingo Froböse
Peter Großmann

DER MÄNNER GESUNDHEITS CODE

Lebenslang fit und voller Energie

Alles zu:
Bauchfett,
Muskelabbau,
Midlife Crisis,
Libido & Co

südwest

Inhalt

Einleitung 7

Wann ist ein Mann ein Mann? 8

Alle sind so alt, wie sie sich fühlen 11

Trick gegen das alte Gesicht 13

Die Männerkörper-Inflation 14

Wie gesund ist Mann? Eine Bestandsaufnahme 17

Männer sterben früher, ein Hoch auf die Chromosomen 19

Hormoncocktail Mann 20

Der Mann, das lebende Gesundheitsrisiko 22

Der Körper 26

Ohne geht gar nichts. Das Herz 26

Von Muskeln und anderen Erfolgsfaktoren 34

Männer und Muskeln 35

Knochen und Gelenke – es knirscht und rumpelt 43

Das Gehirn 52

Die Hormone 64

Mann ist so jung wie seine Gefäße 68

Auf ein Wort noch: Prostata! 76

Ausnahmen bestätigen die Regel: Wenn die Lust nachlässt 82

Die Ernährung 86

Wie mache ich es richtig? Der Umsatz. Eine Bilanz 86

Die richtigen Bausteine der Ernährung 89

Apropos Fleisch 93

Zehn Ernährungstipps 96
Die Psychologie des Abnehmens 99
Männer nehmen schneller ab 104
Sport ist kein Allheilmittel 105
Ein Gläschen in Ehren ... der Alkohol! 109
Wasser ist Leben – nicht nur das Bier 118
Kaffee – Genuss oder Doping? 125
Tee 131
Proportionen durch Portionen – das Gewicht 137

FITNESS UND SPORT 145
Fitness 145
Sport in den 40ern 157
Warum geht Leistungsfähigkeit verloren? 161
Männer und Sport 167

Ruhig mal nichts tun: Schlaf und Regeneration 176
Pausen schaden dem Erfolg 177
Pausen: Was treibt uns an? 177
Ist Schlaf wirklich so wichtig? 179
Der Mann, das Alter und der Schlaf 183

Über den Körper hinaus 187
Midlife-Crisis, Mythos oder Wahrheit? 187
Stress 193

Gesundheit aktiv angehen 202
Ärztelauf statt Marathon 202

Wie geht es weiter? 209
Der Traum zur ewigen Jugend – ein Irrweg? 209

Fazit 222

Muskeltraining für fitte Männer 227

Register 236

Ausgewählte Literatur 238

Impressum 240

Einleitung

»Die Frau, das unbekannte Wesen« nannte Oswald Kolle ein Buch, das den Mann über die Frau aufklären sollte. Das geschah im Jahr 1967. Und es war ein großer Erfolg. Auch der gleichnamige Film, der den Titel »Aufklärungsfilm« trug.

Was war da los? Ein Mann macht einen Film und ein Buch und erklärt seinen Geschlechtsgenossen die Frau! Die 1960er waren ein Jahrzehnt, das von Männern dominiert wurde.

Heute fragen wir uns rückblickend, warum das keine Frau getan hat: aufklären über sich selbst.

Heute ist es anders. Da kann der Mann über sich selbst aufklären. Und das wollen wir tun!

Was sollten eigentlich Männer wissen? Das war die grundsätzliche Frage, die Ingo Froböse und ich uns stellten, als wir mal wieder zusammensaßen und über Themen unseres gemeinsamen Podcasts nachdachten.

Wir fanden Gefallen daran, uns vorzustellen, dass zwei Männer im besten Alter von um die 60 sich auf die Suche nach den Schwachstellen und Stärken des eigenen Geschlechts begeben. Einerseits haben wir selbst schon einiges an männerspezifischer Sozialisation erlebt und andererseits liegt da noch einiges vor uns.

In der zweiten Lebenshälfte prallen Anspruch und Wirklichkeit oft aufeinander. Nehmen wir nur einmal den eigenen Körper.

Auch wenn er lieber für immer so bleiben sollte wie mit 25, müssen wir leider erkennen, dass er sich verändert. In den meisten Fällen nicht zur Zufriedenheit des eigenen Betrachters.

Und das Schlimme ist: Die meisten Veränderungen kommen nicht wie ein unabwendbares Schicksal über uns, sondern sind hausgemacht. Darin steckt aber auch eine gute Botschaft: Wenn wir auf uns Einfluss haben, dann können wir auch Dinge verändern. Und das ist in jedem Alter möglich.

Wie ticken eigentlich Männer? Diese Frage wollen wir beantworten, uns auf die Suche nach dem Warum machen, dabei Mythen und Irrtümer aufdecken, aber auch unumstößliche Fakten nicht ignorieren. Und vor allem erkennen, zu welchen Konsequenzen das führt und was wir selbst tun können, um uns weiter gut im Blick zu haben.

Dabei streifen wir die Themengebiete Gesundheit und Bewegung genauso wie die Psyche und Ernährung. Und liefern am Ende - hoffentlich - ein paar gute Gründe, warum Männer weiterhin besondere Beachtung verdienen.

»Ein Mann muss tun, was ein Mann tun muss«, sagte einst John Wayne im Western *Ringo*. Der spielte in der Zeit der Cowboys und der harten Kerle. Diese Zeit ist lange vorbei und Gott sei Dank hat sich das Männerbild seither stark verändert.

Und dennoch sind wir zwei Männer, die es tun mussten. Ein Buch über Männer schreiben. Und hier ist das Ergebnis.

WANN IST EIN MANN EIN MANN?

Gleich zu Beginn möchten wir Ihnen die Masterfrage stellen. Und auch wenn Herbert Grönemeyer in seinem Song »Männer« ein paar Antworten auf die Frage gegeben hat, was den Mann so alles ausmacht - also er bekommt Herzinfarkte, raucht heimlich, ist ständig am Baggern, telefoniert andauernd, ist aber auch verletzlich und will auch mit dem Kopf durch die Wand –, ist die Antwort ein wenig komplexer. Denn jeder Mann ist wie jeder Mensch ein Produkt seiner Gene, seiner Hormone und seiner Umwelt. In welcher Gewichtung, darüber streiten sich die Gelehrten schon etliche Jahre. Ein paar Dinge aber gelten scheinbar als gesichert.

Mindestens 6500 Gene sind bei Männern und Frauen unterschiedlich aktiv, in Muskeln und Körperfett sowie Herz und Hirn. Männerspezifische Gene sind offenbar anfälliger für Mutationen. Und Gene werden oft für die wesentlichen Unterschiede zwischen Männern und Frauen verantwortlich gemacht. Der Mann ist mit dem Erbgut ausgestattet, unter Einsatz seines Lebens zu jagen und die Beute zu erlegen, damit er seine Familie mit Fleisch versorgt. Seit mindestens 100 000 Jahren hat sich am menschlichen Erbgut nichts verändert. Die Steinzeitmenschen hatten also dieselben genetischen Anlagen wie wir heute, also dasselbe Potenzial für die Entwicklung des Gehirns. Hirnforscher erkannten, dass sich das Gehirn immer so ausbildet, wie man es benutzt und wie es gebraucht wird. Verändert sich die Welt, verändert sich auch das Hirn. Das ist die Chance der Umwelt zur Einflussnahme.

Es gibt anscheinend kein Gen, das dafür verantwortlich ist, dass Männer ganz anders fühlen und denken als Frauen. Dennoch haben wir eine eindeutige Prägung. Zu den Chromosomen und dem Einfluss der Hormone kommen wir später noch. Aber schon einmal vorab als kleiner Teaser: Ein einziges Chromosom bestimmt, ob ein Junge oder ein Mädchen auf die Welt kommt. Am Anfang entscheidet also der Zufall. Millionen Spermien liefern sich ein schnelles Rennen. Und wer am Ende Erster ist, darf sein Chromosom mit dem X-Chromosom der Eizelle verschmelzen. Gewinnt das Y, nimmt nach kurzer Zeit das SRY-Gen seine Arbeit auf, das Kürzel steht für »sex-determining region of Y«. Das ist das Startsignal für die Bildung der Hoden. Von da an gibt es kein Zurück. Hormone fangen an zu wirken. Die Männer können sich dem Einfluss des Testosterons nicht entziehen. Es wirkt schon im Mutterleib ab der zehnten Woche auf den männlichen Fötus, beeinflusst die Geschlechtsidentität und beginnt schon einmal, das Gehirn zu organisieren. Diese vorgeburtlichen Auswirkungen auf das Gehirn lassen sich offensichtlich nicht mehr umkehren. Das Hirn bleibt allerdings eine lebenslange Baustelle, reagiert auf Signale von innen und außen. Die Hormone bilden ein Fundament, die Umwelt beeinflusst den weiteren Ausbau. Das ist für uns Männer doch eine gute Nachricht. Und ebenso für alle, die die männlichen Verhaltensweisen kritisieren: Nicht für alles können wir was, aber wir haben die Chance, alles zu verändern. Das Männerbild ist nicht zementiert und entwickelt sich weiter.

In den Medien hingegen ist oft noch Steinzeit: Der Mann als starker Held ist oft noch vorherrschend. Experten raten Eltern deshalb, den Stress in der Erziehung von Jungs rauszunehmen und zu akzeptieren, wenn Jungs Energie haben und vielleicht etwas schroff wirken. »Dafür gibt es einen körperlichen und psychodynamischen Hintergrund«, weiß der Jungenforscher Reinhard Winter. Zwischen Schläger, Versager und sexuell auffällig gebe es eine Menge guter und gelungener Jungenleben und er plädiert dafür, dass Jungen die große Vielfalt des Männlichen zu sehen bekommen. Damit von früh auf klar wird, dass es viele Arten gibt, männlich zu sein. Das ist die Aufgabe von Erziehung, Angebote zu machen, die als Vorbild dienen können. Die Wahl trifft der Junge selbst. Wenn er keine hat, kann auch nichts geschehen. Wer dieser Tage in Deutschland als Junge zur Welt kommt, hat statistisch gesehen eine fünf Jahre kürzere Lebenserwartung als Mädchen. Dafür verantwortlich sind laut Stiftung Männergesundheit auch alte, durchaus krank machende Rollenerwartungen.

Über die physiologischen Unterschiede zwischen Mann und Frau lässt sich nicht streiten. Männer sind im Schnitt zehn Zentimeter größer, entsprechend schwerer, haben mehr Muskeln und ein größeres Gehirn. Sie ahnen es schon: Das sagt gar nichts aus. Man muss das Gehirn auch nutzen. Es kommt eben nicht auf die Größe an. Aber das wussten Sie ja schon.

Bis hierhin haben wir schon viel über die Entwicklung geschrieben. An dessen Ende Männer um die 60 stehen. Wie Ingo Froböse und ich. Und das ist manchmal gar nicht so einfach. Das werden Sie gleich sehen.

ALLE SIND SO ALT, WIE SIE SICH FÜHLEN

Es gibt Tage, da möchte man am liebsten im Bett bleiben. Weil man sich einfach nicht wohlfühlt, körperlich schwächelt oder ... einfach nur so. Noch vor Jahren war die Erklärungslage für derlei Unpässlichkeit eindeutig: Die Fete abends zuvor war lang, der Wein schlecht, die Musik zu laut. Oder so ähnlich. Aber heute, im Methusalemalter von Anfang 60 ist das anders. Da kommen alle möglichen Modelle zum Tragen, die die *Apotheken Rundschau* ständig als Titel veröffentlicht. Burn-out, Depression, Hormonumstellung, Bluthochdruck, Herzinsuffizienz usw. Die Krankheitsmöglichkeiten sind auch in meinem Alter so vielfältig wie Anbieter für Vorsorgevollmachten.

Man ist eben nicht mehr 20. Schlecht geschlafen, wach werden des Nachts sind eben keine Zufälle mehr, sondern eher Hinweise auf einen schleichenden maroden Zustand sich im schlimmsten Falle degenerativ verändernder Zellen. Das Urteil:

altes Eisen, Rost an allen Stellen, brüchig im Anfangsstadium. Die Zukunft: alles andere als rosig, eher grau!

Da freue ich mich auf einen Einkaufsbummel, wenn ich mich aus dem Bett gewälzt und von meiner Frau verabschiedet habe. Der führt mich im Tale tiefster Depression an die Theke der örtlichen Fleischerei, an der nicht nur eine lange Schlange von Rentnerinnen und Rentnern, sondern auch der meistens immer gleiche Spruch der vermutlich gleichaltrigen Fleischerei-Fachverkäuferin auf mich wartet. Sie, die fleischige Fachkraft, gibt mir Erlösung.

Nein, wird mir dann klar, ich bin noch nicht reif für Vorsorgeprogramme und Hilfslieferungen der pharmazeutischen Industrie. Ich bin noch da, stehe gerade, hebe mich ab, bin stark.

Denn sie fragt, mit einem Lächeln, als wäre es tatsächlich ernst gemeint: »Was darf's denn sein, junger Mann?«

Das ist der ultimative Tipp für alle mit dünner werdenden Haaren. Und Zweifeln an sich selbst. Sich einfach mal dahin begeben, wo der wirkliche Zustand noch klar zutage tritt. Wo der Vergleich in der Schlange noch einiges relativiert. Sie sollten sich allerdings dann, wie ich auch, noch ein bisschen im Schatten der Fleischtheke aufhalten, um mitzubekommen, ob nicht auch die rüstige Rentnerin im Blumenkleid mit Karl im Schlepptau mit den gleichen Worten empfangen wird. An diesem Morgen hatte ich Glück. Mehr als das. Denn die Wurstkundige hinter dem Tresen begrüßte Claudia und Karl mit folgender Frage: »Na, Karl, heute das erste Mal wieder ohne Rollator unterwegs?«

Bingo! Der Tag war gerettet. Ich war wieder jung, ich war frei, ich hatte es allen gezeigt: Ich bin noch nicht so alt, wie ich mich manchmal fühle!

TRICK GEGEN DAS ALTE GESICHT

Junge Gesichter sehen inmitten von älteren noch jünger aus und umgekehrt.

Wer intensiv das Gesicht alter Menschen betrachtet, schätzt danach ein 30-jähriges Gegenüber deutlich jünger ein als sonst. Dieser Effekt tritt unabhängig vom Geschlecht und vom Alter des Betrachters auf, haben zwei Psychologen der Universität Jena in einer Studie entdeckt. Stefan Schweinberger und Holger Wiese folgern aus ihren Ergebnissen, dass man die subjektive Wahrnehmung eines Gesichts sehr leicht verändern kann. Wie lange dieser Effekt anhält, ist allerdings noch unklar.

Ein zweites Ergebnis der Studie war, dass dieser Effekt der falschen Alterswahrnehmung noch ausgeprägter ist, wenn die nacheinander gezeigten Gesichter von Personen des gleichen Geschlechts stammten. Sie empfehlen älteren Herren zum Beispiel nicht, sich dauernd mit jüngeren Menschen zu umgeben. Denn junge Menschen lassen Ältere noch älter aussehen, als sie ohnehin schon sind. Da haben Sie einen wirklich guten Tipp.

Aber mal ganz ehrlich. Jeder kennt diesen Effekt. Bei Vergleichswettkämpfen. Also nicht beim Sport, sondern wir meinen beim Klassentreffen! Man ist doch froh, wenn man nicht von ehemaligen Mitschülern, die inzwischen unglaublich alt aussehen, mit den Worten begrüßt wird: »Mensch, bist du alt geworden!« Und doch ignoriert man sein eigenes Spiegelbild ordentlich, wenn man sich am anderen Morgen in der Analyse des Abends noch einmal fragt, wie es sein kann, dass diese ehemalige Sportskanone, der bestaussehende Junge auf der ganzen Schule eher unförmig, aufgeschwemmt und deutlich zu fett geworden ist. Und vor allem möchte man nicht darüber nachdenken, dass sich dieselben Gedanken die anderen auch über einen selbst machen. Irgendein graues Haar in der Suppe findet man nämlich immer.

DIE MÄNNERKÖRPER-INFLATION

Man ist nur so alt, wie man sich fühlt. Ein Satz, der in jungen Jahren keine Rolle spielt. Da ist man noch gefühlt jung. Aber wann ist man wirklich alt? Auch da gibt es keine klare Aussage, sondern eher Hinweise. Und Erkenntnisse. Zum Beispiel die, dass Altsein heute anders beurteilt wird als früher. Und das hat auch mit der erhöhten Lebenserwartung zu tun. Dazu kommen wir gleich noch. Aber vorab schon einmal: Altsein beginnt für Erwachsene heute gefühlt später als für Menschen, die in früheren Jahrzehnten geboren wurden. Das klingt plausibel, denn starb man früher im Schnitt mit 65, war man schon mit 50 alt. Heute aber, wo 60 das neue 40 ist, hat sich dieser Trend beschleunigt. Natürlich auch befördert von einer Industrie, die behauptet, man müsse gar nicht altern, wenn man nur die richtigen Mittel einnimmt. Dass dies nicht stimmt, wissen Sie längst. Und fallen wie wir alle doch immer wieder darauf herein. Oder Sie müssen Erkenntnisse lesen, die die Männer fraglos verunsichern:

Forschende des Max-Plank-Instituts Köln und Kollegen aus London gingen auf die Suche nach dem molekularbiologischen Unterschied zwischen Männern und Frauen. Sie verabreichten Fruchtfliegen das Medikament Rapamycin, das von einigen Wissenschaftlern und Wissenschaftlerinnen als Anti-Aging-Präparat empfohlen wird. Und damit den sich schnell vermehrenden Fruchtfliegen die Lebensspanne verlängern könnte. Das hat geklappt. Aber nur bei einem Teil der Fliegen. Können Sie sich die Antwort schon selbst geben? Natürlich bei den weiblichen. Bei den Frauen unter den Fliegen verstärkte das Medikament die sogenannte Autophagie, die Müllabfuhr in der Zelle. Dieser Effekt ist auch für Menschen im Alter wichtig, um schlechte und kaputte Produkte der Zellen zu entsorgen. Aber er tritt nur bei Frauen ein. Die Forscher vermuten also, dass bei Männern Anti-Aging-Produkte gar nicht wirken können.

Na prima, noch ein Grund mehr, die Finger von Anti-Aging zu lassen. Auch wenn Männer es ertragen müssen, dass Frauen quasi ewig jung bleiben. Trotzdem, auch ohne Mittelchen scheinen Männer heute fitter als früher und wirken länger jung. Die Frage, ob wir Männer das wirklich sind, kann und sollte man stellen. Werden wir auch noch tun. Ob wir das aber auch bleiben, wenn wir es sind, ist eher eine Frage des guten Gesundheitssystems. Eine Studie von vier europäischen Universitäten nennt aber auch den Rentenbeginn als eine Art Beginn des Alters. Schiebt sich der immer weiter hinaus, ist man gefühlt länger jung. Und viele tricksen sich auch selbst aus. Ist man 60 und ganz gut beieinander, beginnt erst mit Anfang 70 gefühlt und subjektiv das Alter. Hat man aber die 65 erreicht, ist es dann schon plötzlich die 75. Dies ist auch ein Ergebnis der Studie.

Ist also was dran an diesem Satz für die Ewigkeit: »Man ist nur so alt, wie man sich fühlt!«? Und noch etwas steckt in diesem Satz. Das Alter ist oft nur ein Gefühl. Und kann sich täglich ändern. Hat man ungesund gelebt und gerade auch keine gute Phase, so fühlt man sich alt. Hat man einen guten Tag oder meint, man habe eben gute Gene, so fühlt man sich unsterblich. Wenn es nur so einfach wäre. Denn der Teufel steckt wie immer im Detail. Und das Detail sind wir. Für das gefühlte Alter ist man selbst verantwortlich. Wie gerne würden wir nämlich die Verantwortung für uns auf Prozesse abschieben, die wir nicht verändern und beeinflussen können.

Eine aktuelle Studie der Stanford University stellte heraus, dass Menschen nicht kontinuierlich altern, sondern in Schüben. Und dass es dabei zwei Hauptperioden gibt, in denen sich bestimmte Prozesse im Körper sprunghaft ändern – und das in den Lebensjahren Mitte 40 und Anfang 60. Die Forscher hatten bei Frauen um die 40 drastische Veränderungen erwartet, weil sie kurz vor den Wechseljahren stehen. Bei Männern fanden sie überraschend ähnliche Veränderungen. Was aber passiert da? In beiden Phasen verändern sich Moleküle, die mit der Alterung der Haut und der Muskeln in Zusammenhang stehen. Um die 40 dominieren Veränderungen, die mit Herz-Kreislauf-Erkrankungen assoziiert sind und mit der Fähigkeit, Koffein, Alkohol und Fette zu verstoffwechseln. In der zweiten Phase ab 60 trifft es das Immunsystem, den Kohlenhydratstoffwechsel und die Nierenfunktion. Die Botschaft aus dieser Studie scheint klar: Direkte Auswirkungen auf die Gesundheit sind vorprogrammiert. Wahrscheinlich sind sie jedoch nicht biologisch bedingt, sondern haben eher etwas mit dem Lebensstil der Menschen zu tun. Anfang 40, stressige Lebensphase, wenig Sport, zu viel Alkohol. Sie wissen schon! Der Preis für die Nichtbeachtung des eigenen Körpers wird also teurer in der Zukunft. Die Körperinflation breitet sich aus. Auch ab 60.

Wir selbst sind die Europäische Zentralbank und können die Zinsen in Form von Bewegung und bewusster Ernährung senken. Und somit die Inflation bekämpfen. Um es mal in der Männer-Geld-Sprache auszudrücken. Um einige Auswirkungen der Männerkörper-Inflation werden wir uns im Folgenden kümmern.

Wie gesund ist Mann? Eine Bestandsaufnahme

Gibt es eine Männergesundheit? Woran misst man Gesundheit eigentlich? Und was ist bei der Gesundheit von Männern anders? Eigentlich scheint das ganz einfach, weil es gängige Definitionen gibt:

Laut der Weltgesundheitsorganisation WHO ist Männergesundheit ein Zustand des vollständigen körperlichen, geistigen und sozialen Wohlbefindens, wie ihn Männer erleben, und nicht nur die Abwesenheit von Krankheit.

Klingt erst einmal schlüssig. Das wird bei Frauen genauso sein, werden Sie sicher auch richtig denken. Aber tatsächlich gibt es Unterschiede in der Gesundheit von Männern und Frauen. Diese können auf Biologie, Verhalten und soziale Faktoren wie beispielsweise den Beruf zurückgeführt werden. Und hierbei ist eine Differenzierung notwendig, die wir noch öfter vornehmen werden. Der Unterschied zwischen Sexualität und Gender, also dem biologischen und dem sozialen Geschlecht. Das Geschlecht eines Menschen und jede damit zusammenhängende Zuordnung einer Person ist nämlich laut RKI nicht nur abhängig von seinen biologischen Voraussetzungen, sondern hängt auch stark mit sozialen und kulturellen Prägungen zusammen. Unter *sex* ist alles zu verstehen, was als biologisch gegebenes und körperlich beschreibbares Geschlecht gilt, zum Beispiel Anatomie, Morphologie, Physiognomie, Hormone und Chromosome eines Menschen. *Gender* umfasst dagegen die durch soziale Prozesse erworbenen und auf das Geschlecht bezogenen Verhaltensweisen, Eigenschaften und Interessen. Um also Unterschiede zu erklären, müssen beide Aspekte berücksichtigt werden.

Die Gesundheit von Männern hängt oft nicht nur mit biologischen Faktoren zusammen, wie beispielsweise dem männlichen Fortpflanzungssystem, oder mit Erkrankungen, die durch männliche Hormone verursacht werden und bei Männern besonders häufig auftreten. Manche Erkrankungen, die sowohl Männer als auch Frauen betreffen, wie etwa Krebs und Verletzungen, äußern sich bei Männern anders. Manche Krankheiten, die beide Geschlechter betreffen, kommen statistisch gesehen häufiger bei Männern vor. Was Verhaltensfaktoren angeht, neigen Männer eher dazu, ungesunde oder riskante Entscheidungen zu treffen, und nehmen seltener medizinische Hilfe in Anspruch. Um diese Unterschiede kümmern sich in den letzten Jahren immer mehr Experten und Expertinnen aus dem Bereich der Gendermedizin. Denn gut untersuchte Unterschiede können Frauen genauso helfen wie Männern. Es ist schon paradox. Obwohl die Medizin sich immer noch mehr am Mann orientiert, zum Beispiel bei Tests von Medikamenten und darauf abgestimmten Therapien, sind es weiterhin die Männer, die früher sterben.

Männergesundheit hat also eine ziemlich große gesellschaftliche Relevanz. Aber wir wollen mit einer guten Nachricht beginnen. Denn die Lebenserwartung von Männern und Frauen hat sich in den letzten 120 Jahren verdoppelt. So weit, so gut!

MÄNNER STERBEN FRÜHER, EIN HOCH AUF DIE CHROMOSOMEN

Weltweit wurden Frauen 2022 im Schnitt 74,4 Jahre alt, Männer 69,1. Und wie sieht es Deutschland aus? Noch besser, muss man sagen. Frauen sterben im Schnitt mit fast 83 Jahren, Männer mit über 78. Auch in ärmeren Ländern und anderen Kulturkreisen gibt es das gleiche Phänomen, das stutzig macht. Denn wohin man auch schaut, fast überall sind es diese über fünf Jahre, die Frauen länger leben. Frauen haben also ein klares Plus in der Lebensdauer, was als »Gender-Gap« bezeichnet wird.

Eine Zahl, die Ihnen keine Angst machen soll, die aber sehr deutlich macht, dass es Unterschiede zwischen Mann und Frau gibt. Den Beitrag der biologischen Faktoren an der höheren Lebenserwartung bei Frauen schätzen Experten als eher gering ein. Etwa zwei Jahre sollen diese ausmachen.

Aber es gibt andere Faktoren. Und sie sind nicht unerheblich. Da ist die Frage der Chromosomen. Denn um es mal etwas salopp auszudrücken: Molekularbiologisch ist der Mann weniger gut bestückt als die Frau. Laut Cathérine Gebhard, Expertin für Gendermedizin, ist die Schuld in den Chromosomen zu suchen. Kleine Biologielehre: Die sogenannten X/Y-Chromosomen gehören zur Erbinformation unserer Körperzellen. Frauen haben in der Regel zwei X-Chromosome in ihren Zellen, Männer nur eines. Dafür aber noch ein Y-Chromosom. Das klingt jetzt erst mal nicht weiter schlimm. Vielleicht wird der eine oder andere Mann jetzt sogar sagen: Wir haben wenigstens zwei verschiedene. Ja, doch genau da liegt leider das Problem. Dieses Y-Chromosom sorgt zwar dafür, dass sich bei einem Embryo männliche Geschlechtsmerkmale ausbilden, also den Mann zum Mann werden lassen, aber genau dieses Chromosom kann im Laufe der Jahre durch Zellteilung verloren gehen. Im Alter mehren sich die Fehler beim Ablesen der Gene. Frauen haben nun den entscheidenden Vorteil, dass sie den Fehler durch den Zugriff des zweiten X-Chromosoms häufig wettmachen können, also eine Art Ersatzteillager besitzen.

Und dies hat Folgen für die Männer, die kein Reserve-Depot besitzen. Nicht etwa, dass der Mann kein Mann mehr ist. Sondern Studien zeigen, dass dadurch bei Männern häufiger Herz-Kreislauf-Erkrankungen, Diabetes, Alzheimer und Augenerkrankungen entstehen können. Es kann sogar zu schlechteren Prognosen bei Krebserkrankungen kommen.

Das Fehlen von Y-Chromosomen in weißen Blutkörperchen zum Beispiel erhöht laut Forschenden der britischen Genbibliothek das Risiko bei Herz-Kreislauf-Erkrankungen um 31 Prozent. Gegen die Folgen gibt es noch keine Therapie.

HORMONCOCKTAIL MANN

Bei den Chromosomen gibt es zwischen Mann und Frau deutliche Unterschiede, und das hat dementsprechenden Effekte. Und die gibt es auch beim Thema Hormone. Östrogen heißt das Geschlechtshormon der Frau, das die Gefäße schützt, sich günstig auf Blutfette auswirkt und zudem noch Schutz vor Herzinfarkten und Schlaganfällen bietet. Für manche Experten ist die Frau auch hier mit einem evolutionären Vorteil ausgestattet. Der Mann hat zwar auch Östrogene, aber deutlich weniger und dafür mehr Testosteron (das hat auch die Frau, aber deutlich weniger). Das hat zwar Vorteile für die Gesundheit des Mannes, aber leider auch einige Nachteile. Testosteron stärkt die Muskelmasse, macht aktiv und baut Knochen auf, aber zu viel davon kann die Lebenserwartung senken. Unter anderem dadurch, dass der Cholesterinspiegel negativ beeinflusst wird, was über Ablagerungen in den Gefäßen zu Herz-Kreislauf-Erkrankungen führen kann. Nicht zu unterschätzen ist die Wirkung des Testosterons auf einen risikoreicheren Lebensstil. Das ist der Grund für mehr Unfälle, auch mit Todesfolge, vor allem bei jungen Männern.

Auch beim Mann verändert sich der Hormonspiegel in seinen Wechseljahren, Andropause genannt. Weniger Testosteron bedeutet für ihn Abnahme von Muskelmasse, mehr Fettgewebe, weniger Leistungsfähigkeit und das Risiko von Diabetes. Wer dann Hormone zuführt, um den Mangel auszugleichen, begibt sich vielleicht in Gefahr. Denn eine Ersatztherapie kann die Gefäße schädigen und das Herzinfarktrisiko erhöhen.

Genetisch und hormonell sei der Mann also benachteiligt, so die Gendermedizinerin Gebhard. Und in puncto Lebenszeit ist »Mann sein« ein Nachteil.

Na prima! Der Mann, eine Art Mangelwesen. Und weil das noch nicht genug schmerzt, legte schon vor Jahrzehnten der britischer Genetiker Bryan Sykes noch einen drauf und bezeichnete den Mann als ein evolutionäres Auslaufmodell und prognostizierte: Der Mann ist in 125 000 Jahren aus molekularbiologischen Gründen ausgerottet.

Darin steckt aber auch eine Hoffnung. Es ist noch ein wenig Zeit, etwas zu verändern. Von den fünf Jahren, die wir Männer kürzer leben, gehen zwei Jahre auf das Konto der Biologie. Aber drei Jahre können wir mit unserem Lebensstil und damit unserem Verhalten beeinflussen. Und das ist eine ganze Menge. Aber wir sind noch nicht ganz am Ende unserer Bestandsaufnahme. Und fangen erst an.

DER MANN, DAS LEBENDE GESUNDHEITSRISIKO

Klingt nicht schön, ist aber so. Denn bevor wir auf die Sonnenseite wechseln, müssen wir uns noch ein paar Minuten in den Schatten setzen. Und immer wieder dabei betonen: Wir haben vieles, vielleicht sogar das meiste selbst in der Hand. Die reinen Zahlen machen jedoch schon nachdenklich, unterstützen den Unterschied zwischen Männern und Frauen und erklären die gegenüber Frauen verringerte Lebenserwartung.

Laut RKI sind über 60 Prozent der Männer übergewichtig (Frauen circa 47 Prozent). Das hat eindeutig Auswirkung auf die Gesundheit. Hohe Blutfette fördern Herz-Kreislauf-Erkrankungen, jeder dritte Mann bekommt die Diagnose Bluthochdruck. Das Risiko für Herzinfarkte ist bei Männern dreimal so hoch wie bei den Frauen. Auch an Diabetes Typ 2 erkranken Männer deutlich häufiger. Jungen essen schon im frühen Alter mehr Salz, Fette und Zucker. Vegetarisch ernähren sich deutlich mehr Frauen. Männer verzehren doppelt so viel Fleisch. Eher ein kulturelles Problem. Laut einer Studie der University of California werden Essverhalten und Speisen immer noch in männlich oder weiblich aufgeteilt. Fleisch macht stark! Immer noch ein Männerargument. Frauen kümmern sich hingegen mehr um das Thema Ernährung. Natürlich auch, weil das Thema Gewicht gesellschaftlich mehr den Frauen zugeschrieben wird. Da wird oft jedes neue Kilo diskutiert, während der Mann den wachsenden Bauchumfang deutlich entspannter hinnimmt. Ist halt so bei uns! Fertig, aus!

Warum das so ist und wie sich der Körper beim Mann verändert und vor allem dass er bei Diäten eindeutig im Vorteil ist, das klären wir in diesem Buch. Das war doch schon mal ein kleiner Blick auf die Sonnenseite. Jetzt aber wieder schnell in den Schatten. Es ist noch nicht vorbei.

Männer sind nämlich deutlich suchtgefährdeter als Frauen, neigen eher dazu, Probleme mit Substanzen zu bewältigen. Nikotin und Alkohol sind da weit vorne, laut WHO sterben weltweit dreimal mehr Männer an den Folgen von Alkoholismus. Frauen gehen allgemein sensibler mit dem Thema um. Sie schätzen den eigenen Alkoholkonsum deutlich schneller als problematisch ein und steuern gegen. Auch hier ein eher gesellschaftliches Problem. Männer saufen, Frauen trinken! Und Männer neigen eher zu riskanterem Verhalten. Sei es im Alltag mit Alkohol oder auch im Straßenverkehr. Auch hier sind die Zahlen deutlich. Männer sind doppelt so häufig verletzt und müssen behandelt werden. Noch deutlicher wird es bei Arbeitsunfällen: 92 Prozent der tödlichen Arbeitsunfälle, 80 Prozent der meldepflichtigen Arbeitsunfälle und fast 83 Prozent der Arbeitsunfallrenten betreffen Männer. Die Erklärung ist einfach: Männer sind im Beruf deutlich mehr als Frauen Schmutz, Hitze, Stress und Lärm ausgesetzt. Auch viele psychische Erkrankungen bei Männern sind auf die Arbeitswelt zurückzuführen. Immer noch wird Männlichkeit direkt mit Erfolg, Leistung, Überlegenheit, Macht und Status assoziiert. Arbeit definiert Männlichkeit und führt zu Stress. Und der führt dann häufiger zu Depressionen und Burn-out. Darüber können Sie im Kapitel über die Midlife-Crisis noch mehr erfahren. Denn dieses oft immer noch eher lustig dargestellte Phänomen ist nicht selten eine versteckte Depression. Männer sind eben sehr gut darin, ihre psychische Gesundheit zu vernachlässigen. Auch weil sie gelernt haben zu funktionieren. Leider ist auch der Suizid deutlich männergeprägt. Im mittleren Alter beenden mehr Männer als Frauen ihr Leben vorzeitig selbst. Und am Ende kann sich dann wahrscheinlich jeder denken, worin der Mann auch ganz schlecht ist: Krankheiten zu erkennen, sie zu akzeptieren und daran zu arbeiten, dass es besser wird. Dazu gehört auch die Kontaktaufnahme mit dem Arzt. Leider ist auch hierbei alles stark verbesserungswürdig. Obwohl mehr Männer als Frauen an chronischen Beschwerden, Stress und Suchtkrankheiten leiden, nehmen sie sich als gesünder wahr. Die Folge: Nur etwa 40 Prozent der Männer nehmen an einer Krebsvorsorge teil, bei den Frauen sind es fast 70 Prozent. Auch die Themen Libido und Prostata werden wir noch behandeln, aber hier schon mal ein Hinweis: Obwohl der Prostatakrebs das am stärksten verbreitete Karzinom bei Männern ist, ist das Bewusstsein für Vorsorge deutlich geringer als bei den Frauen und dem Thema Brustkrebs.

So, jetzt erst mal tief durchatmen. Wir hatte ja schon öfter angemerkt: Man kann was tun, um die Langlebigkeit zu verbessern und den Gender-Gap kleiner werden zu lassen. Viele Tipps für den Alltag werden folgen. Doch Sie könnten auch in ein Kloster gehen! Ordensmänner leben laut einer Langzeitstudie des Instituts für Demografie in Österreich im Schnitt fünf Jahre länger als ihre weltlichen Geschlechtsgenossen. Untersucht wurden Ordensmänner und Frauen in Deutschland und Österreich.

Hauptgründe für die erhöhte Lebenserwartung von Mönchen ist ein geregelter Alltag im Kloster: Regelmäßige Abläufe, Essen und Meditieren und die Gemeinschaft wirkten sich positiv auf die Gesundheit der Männer aus, erklärt Studienleiter Marc Luy.

Soziale Unterschiede wie bessere medizinische Behandlung oder gesünderes Essen fielen im Kloster weg, so der Studienleiter. Besonders hervorzuheben ist der Stressfaktor: Die Studie zeigt, dass ein stressreduziertes Leben, etwa mit Entspannung und Spiritualität, zu mehr Lebensjahren führen kann.

Bei den Ordensfrauen, die tendenziell eine höhere Lebenserwartung haben als die Männer, hat man in der Studie »nur« einen Unterschied von einem Lebensjahr zu den Ordensmännern feststellen können. Bei nahezu identischer Lebensweise der Geschlechter im Kloster schrumpft die Differenz also.

Natürlich müssen Sie jetzt nicht ins Kloster. Die Plätze sind ja auch begrenzt. Aber einige der Faktoren, die die Lebenserwartung verbessern, können auch außerhalb von Klostermauern umgesetzt werden. Oder wie einer der Forscher sagt: »Wenn man lange leben möchte, dann darf man halt nicht früh sterben. Man vermeidet also teils glücklich, teils bewusst Sterbe- und Krankheitsrisiken. Da nützt es vor allem, Schädliches zu unterlassen wie Rauchen, zu viel Alkohol, Inaktivität, ungesunde Ernährung und Stress.«

Wie sagt man so schön im Fernsehen? Mehr dazu gleich bei uns!

Der Körper

OHNE GEHT GAR NICHTS. DAS HERZ

Schon verrückt, oder? Mann kümmert sich um alles, nur nicht ums Herz! Macht ja seine Arbeit. Im Alltag, beim Sport. Erst wenn man es merkt, wird's eng! Wenn es holpert zum Beispiel. Das kenne ich (Peter). Ich habe ventrikuläre Extrasystolen. Also so eine Art Extraschläge ohne körperlichen Ursprung. Vegetativ. Also von den Nerven einfach so veranlasst. Die spüre ich manchmal, meist aber nicht. Sie sind da, gehören zu mir seit 40 Jahren. Ich lasse sie in Ruhe. Sie mich meistens auch. Diese Abmachung haben wir getroffen. Ansonsten schlägt mein Herz eigenständig vor sich hin. Bei Ihnen auch! Und das ist auch gut so. Es ist aber auch gut, wenn Mann sich mit seinem Herz beschäftigt.

FAKTEN ÜBER DAS HERZ

Funktion

Seit gut 400 Jahren ist klar: Das Herz ist in erster Linie ein Muskel, der das Blut durch das Gefäßsystem des Körpers pumpt. Genau genommen ist es ein muskuläres Hohlorgan, deswegen zählt es auch zu den Organen. Das Herz schafft die Verbindung zwischen dem Lungen- und dem Körperkreislauf. Es pumpt unser Blut beständig durch den Körper und gewährleistet so die Versorgung der Organe mit Sauerstoff – eine lebenswichtige Aufgabe. Und doch gibt es auch eine Verbindung zwischen dem Herzen und unseren Gefühlen. Viele Emotionen spielen sich nicht nur im Kopf ab, sondern gehen tatsächlich »zu Herzen« und verursachen dort deutlich messbare Reaktionen. Sind wir ängstlich oder gestresst, schlägt unser Herz schneller, weil mehr Blut durch den Körper gepumpt wird. Erschrecken wir uns, bleibt das Herz stehen – wenn auch nur sehr kurz.

Größe

Als bekannte und wortwörtliche Faustformel für die Größe des Herzens kann die eigene geballte Faust hergenommen werden. Ausgenommen sind natürlich pathologisch vergrößerte Herzen, die von diesem Vergleich abweichen könnten. In Zentimetern wird die durchschnittliche Herzgröße bei einem Erwachsenen mit etwa 15 mal 10 Zentimetern angegeben. Bei Neugeborenen entspricht die Größe des Herzens in etwa der einer Walnuss.

Gewicht

Das menschliche Herz wiegt in etwa 300 bis 350 Gramm. Auch hier gibt es eine Faustformel, mit der sich das Gewicht prozentual bestimmen lässt. So macht das Herz nämlich etwa 0,5 Prozent des eigenen Körpergewichts aus. Bei Neugeborenen ist ein durchschnittliches Gewicht von 21 bis 24 Gramm nachgewiesen.

Leistung

Die Leistung unseres Herzens ist beeindruckend. Jeden Tag pumpt das Herz bis zu 10 000 Liter Blut durch unsere Gefäße. Dabei schlägt es ganze 60- bis 80-mal pro Minute, also 4200 Schläge pro Stunde und 100 000-mal pro Tag. Im gesamten Leben schlägt das gesunde Herz durchschnittlich bis zu drei Milliarden Mal.

Blutgefäße
Durch den Körper eines erwachsenen Menschen laufen netzartig Blutgefäße mit einer Gesamtlänge von ungefähr 100 000 Kilometern! Diese Blutgefäße versorgen jedes einzelne Organ im Körper mit ausreichend Blut und entsprechen ausgebreitet in der Länge in etwa dem doppelten Erdumfang.

Geschlechterunterschiede
Männer haben in der Regel ein etwas größeres und schwereres Herz als Frauen und besitzen demnach größere Blutgefäße, in denen auch mehr Blut transportiert wird. Das kleinere Herz der Frauen muss allerdings häufiger schlagen, um das Blut mit dem notwendigen Sauerstoff ausreichend in die Organe zu pumpen. Deshalb ist die Herzfrequenz bei Frauen etwas höher als bei Männern. Verkalkungen der Blutgefäße treten bei Frauen später auf als bei Männern, weshalb sie im Durchschnitt später an koronaren Herzkrankheiten erkranken.

Symptome können außerdem bei Männern und Frauen variieren, was oft dazu führt, dass beispielsweise ein Herzinfarkt bei Frauen nicht direkt erkannt wird. Der sogenannte stille Herzinfarkt ohne eindeutige Symptome wie Brustschmerz kommt bei Frauen häufiger vor. Oftmals äußert sich der Infarkt mit Symptomen wie Luftnot, Oberbauchschmerzen, starke Müdigkeit und/oder Übelkeit mit Erbrechen.

Wenn das Herz krank wird

Mehr als 1,5 Millionen Patientinnen und Patienten wurden 2021 wegen einer Herzkrankheit in einer Klinik behandelt. Deutlich mehr als die Hälfte waren Männer (58,2 Prozent), der Anteil der Frauen lag bei 41,8 Prozent, heißt es im *Herzbericht 2022* der Deutschen Herzstiftung.

Paradox ist: Trotz der höchsten Krankheitshäufigkeit von Herz-Kreislauf-Erkrankungen fürchten sich die Deutschen eher vor anderen Krankheiten. Schlaganfall und Herzinfarkt belegen Platz drei (49 Prozent) und fünf (41 Prozent). Auf dem ersten Platz sind deutlich Krebserkrankungen (70 Prozent) und Platz zwei Alzheimer/Demenz (54 Prozent).

Laut Todesfallstatistik 2021 sind insgesamt 340 619 Menschen an Herz-Kreislauf-Erkrankungen gestorben – davon waren 47 Prozent Männer und 53 Prozent Frauen. Trotzdem wird das noch immer anders wahrgenommen, sagen Experten.

Fragt man Frauen, ob Frauen oder Männer ein höheres Risiko für Herz-Kreislauf-Erkrankungen haben, vermuten etwa drei Viertel der Frauen, dass Männer das höhere Risiko hätten. Auf die Frage, was die Haupttodesursache von Frauen in Deutschland ist, kam die eindeutige Antwort: Krebs. Tatsächlich ist es bei beiden Fragen umgekehrt: Frauen haben ein höheres Risiko, eine Herz-Kreislauf-Erkrankung zu entwickeln. Dafür sterben mehr Männer als Frauen an Krebs. Diese falsche Wahrnehmung führt dazu, dass Frauen ihr Herzrisiko unterschätzen, sagen Gendermediziner. Das kann zur Folge haben, dass Vorsorgeuntersuchungen nicht wahrgenommen, Symptome falsch gedeutet und eine verordnete Therapie nicht konsequent umgesetzt wird.

Herz und Männer, das passt

Zwei entscheidende Faktoren tragen dazu bei, dass Männer dennoch in größerer Zahl an Herzkrankheiten leiden. »Zum einen haben Männer prinzipiell ein größeres Risikoprofil, weil sie mehr rauchen als Frauen und sicherlich auch das Übergewicht bei Männern stärker vertreten ist«, sagt Prof. Holger Thiele von der Universitätsklinik für Kardiologie am Herzzentrum

Leipzig. Zum anderen sind Frauen durch die weiblichen Hormone, die Östrogene, zumindest bis zu den Wechseljahren vor Herz-Kreislauf-Erkrankungen wie Arteriosklerose der Extremitäten oder der koronaren Herzkrankheit geschützt. Allerdings: »Die Frauen holen nach der Menopause auf und bekommen die Herzerkrankungen im Durchschnitt zehn Jahre später«, so Prof. Thiele.

Herz und Seele

Wir können jemanden ins Herz schließen und mit ihm ein Herz und eine Seele sein. Uns kann aber auch das Herz gebrochen werden oder selbiges in die Hose rutschen. Es gibt Menschen, die haben das Herz am rechten Fleck, und andere eines aus Stein. Schon seit der Antike wird das Herz als Sitz der Seele und Gefühle gesehen. Das äußert sich auch heute noch in unserem Sprachgebrauch.

In zahlreichen Kulturen wurde in Jahrtausenden dem Herz als Sitz der Seele eine herausragende Bedeutung in unserem Seelenleben zugeschrieben. Die beschriebenen modernen, psychokardiologischen Aspekte von Herz-Kreislauf-Erkrankungen lassen jedenfalls durchaus die Annahme zu, dass das Herz der Sitz der Seele sein könnte.

Starke positive Emotionen wie ein Lottogewinn, die Geburt eines Kindes oder die Wiederbegegnung mit einem geliebten Menschen können einen sogenannten emotionalen Herzinfarkt auslösen. Man spricht in diesem Zusammenhang vom »Happy Heart-Syndrom« im Gegensatz zum durch starke negative Emotionen ausgelösten »Broken-Heart-Syndrom«.

Emotionaler Dauerstress, beispielsweise durch Ärger oder Angst, und Depression sind eigenständige, unabhängige Risikofaktoren für ein Herz-Kreislauf-Erkrankung. In ihrer Wirkung sind sie mindestens gleichbedeutend wie die physischen Faktoren Bluthochdruck, zu hoher Cholesterinspiegel, Übergewicht oder Diabetes.

Direkte Datenautobahn Gehirn – Herz

Wer etwas am Herzen hat, hat tatsächlich ein höheres Risiko, früher oder später unter einer Herz-Kreislauf-Erkrankung zu leiden! Was die Volksweisheit in Millionen Gedichten, Liedern und Zeichnungen ausdrückt, kann die Wissenschaft inzwischen seriös beweisen: Das Herz ist jenes Organ, das auf Emotionen in jeder Ausdrucksweise automatisch am sensibelsten, stärksten und unmittelbarsten reagiert, weil es über den direktesten Draht zum Gehirn verfügt.

Diese »Datenleitungen«, auch psychokardiologische Parameter genannt, verknüpfen Herz und Seele miteinander und transportieren emotionale Stressimpulse vom Gehirn in die Herzzellen.

- Erstens das autonome Nervensystem, das sehr sensibel reagiert. Wenn wir beispielsweise an unsere erste Liebe denken, verstärkt sich der Herzschlag automatisch – wir brauchen nur daran zu denken!
- Zweitens das endokrine System mit einer Reihe schon bekannter Stresshormone.
- Und schließlich das Überraschendste: das Immunsystem, das neben der Infektabwehr über eine neuroaktive Signalwirkung verfügt.

Die häufigsten Einflussfaktoren für Herzkrankheiten

- **Bluthochdruck** Ein zu hoher Blutdruck ist mit Abstand die häufigste Herz-Kreislauf-Erkrankung. Jeder dritte Mann (32,8 Prozent) hat einen ärztlich festgestellten Bluthochdruck. Bluthochdruck beschleunigt die Gefäßalterung und ist ein Risikofaktor für viele andere Erkrankungen.
- **Koronare Herzerkrankung (KHK)** Durch Ablagerungen in den Blutgefäßen, die das Herz mit Sauerstoff versorgen, kommt es zu einem Sauerstoffmangel im Herzmuskel und das Herz kann nicht mehr richtig arbeiten. Die schwerste Form der KHK ist der Herzinfarkt, bei dem sich plötzlich ein Blutgefäß verschließt. Der Herzmuskel erhält infolgedessen nicht mehr genügend Sauerstoff und ein Teil des Gewebes stirbt ab. Eine leichtere Ausprägung der KHK ist die *Angina pectoris*, bei der es bei körperlicher Belastung zu einer Mangeldurchblutung der Herzmuskulatur mit Schmerzen oder Atemnot kommt. Etwa sechs Millionen Menschen in Deutschland leiden an einer KHK. Im Laufe des Lebens wird bei zehn von 100 Männern eine KHK festgestellt.
- **Chronisches Herzversagen (Herzinsuffizienz)** Bei der Herzinsuffizienz reicht die Pumpleistung des Herzens nicht mehr aus, um den Körper bei körperlicher Aktivität oder – in fortgeschrittenen Stadien – sogar in Ruhe mit ausreichend Sauerstoff zu versorgen. Eine Herzinsuffizienz kann infolge einer KHK entstehen, aber auch durch eine Reihe anderer Erkrankungen wie beispielsweise Erkrankungen der Herzklappen oder erbliche Erkrankungen des Herzmuskels. In Deutschland leiden rund vier Millionen Menschen an einer Herzschwäche. Bei den über 70-Jährigen ist etwa jede zehnte Person von einer chronischen Herzschwäche betroffen.

- **Herzrhythmusstörungen** Im Normalfall schlägt das Herz 60- bis 80-mal pro Minute. Wenn Sie sich körperlich belasten, erhöht sich die Herzfrequenz entsprechend. Bei einer Herzrhythmusstörung schlägt das Herz zu langsam, zu schnell oder unregelmäßig. Die häufigste Herzrhythmusstörung ist das Vorhofflimmern. In den meisten Fällen zeigt sich das Vorhofflimmern durch einen schnellen und unregelmäßigen Herzschlag. Auch wenn das Vorhofflimmern nicht unmittelbar lebensbedrohlich ist, kann sich langfristig das Risiko für Schlaganfälle und eine Herzschwäche erhöhen.
- **Schlaganfall** Bei einem Schlaganfall kommt es zu einem plötzlichen Ausfall bestimmter Funktionen im Gehirn. In den meisten Fällen verstopft ein Gerinnsel ein Blutgefäß, sodass das Gehirn nicht mehr ausreichend mit Sauerstoff versorgt werden kann. Es folgt ein Hirninfarkt. In selteneren Fällen handelt es sich bei einem Schlaganfall um eine Hirnblutung, die durch ein geplatztes Blutgefäß entsteht. Bluthochdruck und Vorhofflimmern erhöhen das Risiko, einen Schlaganfall zu erleiden. In Deutschland erleiden pro Jahr rund 270 000 Menschen einen Schlaganfall.

Gibt es Lebensmittel, die die Herzgesundheit fördern?

Gewisse Lebensmittel können sich positiv auf das Herz-Kreislauf-System auswirken. Beispielsweise wird Knoblauch eine unterstützende Wirkung nachgesagt.

Er wirkt blutverdünnend und beeinflusst daher positiv den Blutdruck und die Gefäßaktivitäten. Auch Nüsse können die Herzgesundheit fördern. Vor allem Walnüsse liefern gesunde Mikronährstoffe für das Herz. Eine Handvoll pro Tag kann das Risiko für einen erhöhten Cholesterinspiegel und Bluthochdruck reduzieren.

Zwischendurch darf es auch einmal etwas Süßes sein: Dunkle Schokolade mit einem hohen Anteil an Kakao ist sogar in Maßen gut für das Herz. Patienten, die an einem erhöhten Risiko für Herz-Kreislauf-Erkrankungen leiden, können mittels kontrolliertem Konsum von dunkler Zartbitterschokolade das Fortschreiten von Gefäßverkalkungen um 32 Prozent reduzieren. Wir wünschen guten Appetit!

VON MUSKELN UND ANDEREN ERFOLGSFAKTOREN

Es gibt Dinge, von denen haben Männer einfach ein bisschen mehr. Und ich meine nicht Haare in den Ohren. Nein, es geht um Muskeln! Das liegt aber auch daran, dass Männer durchschnittlich ein höheres Körpergewicht und mehr Körpergröße haben. Aufgrund der unterschiedlichen Anatomie haben es Männer einfacher, Muskelmasse aufzubauen, und sie besitzen auch einen größeren Muskelquerschnitt. In Relation zum Körpergewicht haben Männer etwa 38 Prozent Muskelmasse. Bei Frauen liegt der Anteil bei etwa 30 Prozent. Und da Muskeln als wahre Kalorienfresser gelten, sind Männer da schon mal klar im Vorteil.

Ein wichtiger Aspekt sind auch die Hormone. Die Männer mit mehr Testosteron haben die Chance, Muskelmasse aufzubauen. Testosteron kann die Muskelproteinsynthese um rund 27 Prozent erhöhen. Bei Frauen sorgen die Östrogene dafür, dass mehr Fette abgelagert werden. Diese sind also auch für die Gewichtszunahme verantwortlich. Deshalb können Männer mehr Nahrung aufnehmen, ohne dass sich das auf ihre

Figur auswirkt. Mehr Muskelmasse heißt aber auch eine höhere Stoffwechselrate. Experten schätzen, dass die um bis zu zehn Prozent über der von Frauen liegt. Komisch scheint, dass selbst bei mangelnder Bewegung Männer mehr Kalorien verbrauchen als Frauen. Aber es sind die Muskeln, die den Unterschied machen. Und wenn Männer Sport treiben, sind es viele, die Muskelarbeit bevorzugen. Frauen hingegen bevorzugen eher Ausdauersport. Und das wirkt sich auch im Alter aus. Die Muskelmasse nimmt ab und damit auch die Fähigkeit, Kalorien zu verbrennen. Und auch der schon viel zitierte Bauch macht es den Männern einfacher, ein paar Kilos zu verlieren. Denn Bauchfett schmilzt deutlich leichter als das Fett an Beinen und Po, das der Körper von Frauen als Energieversorgung fleißig bunkert. Bei Männern kommt hier ein genetisch angelegter Vorteil zum Tragen oder besser zum Schmelzen. Denn männliches Fett ist schneller abbaubar. Das war in der Steinzeit wichtig, weil der jagende Mann im Bedarfsfall die Reserven schneller anzapfen konnte. Fett quasi als Energiereserve. Es ist allerdings nicht so, dass Mann oder Frau das Bauchfett gezielt abrufen kann. Es ist nur in höherem Maße verfügbar. In der Regel nämlich erfolgt der Fettabbau überall. Einfach zusammengefasst: Wer Muskulatur aufbaut und auf seine Eiweißzufuhr achtet, der schützt seine Muskulatur und baut Fette da ab, wo es nötig ist.

MÄNNER UND MUSKELN

Muskeln waren in der Forschung immer ein Nebenschauplatz, denn früher haben wir uns in der Sportwissenschaft primär um das Herz und das Kreislaufsystem gekümmert. Erst als wir vor etwa 20 Jahren erkannt haben, dass Muskeln deutlich mehr können und sogar hormonell aktiv sind, bin auch ich (Ingo) in meiner Forschung deutlich tiefer eingetaucht. Mittlerweile weiß ich, dass Muskeln das größte Stoffwechselorgan sind, viele innere Organe positiv beeinflussen und selbst für unser Gehirn eine wichtige Gesundheitszentrale sind. Es ist total spannend, sich mit der Muskulatur auseinanderzusetzen, denn sie ist sehr vielfältig und bunt in ihren Anpassungserscheinungen. Und genau deswegen sollten wir Männer, die hinsichtlich der Muskulatur besser ausgestattet sind als die Frauen, uns um diesen Schatz regelmäßig kümmern. Das Gute ist nämlich, dass Muskeln in jedem Alter trainiert werden können und wir ein Leben lang von ihnen profitieren können.

Muskeln – die Fasern voller Superpower

Unsere Muskelmasse ist eines der wichtigsten Organe (das größte Organ des Stoffwechsels), die unser Körper zu bieten hat. Beim Menschen beträgt die Muskelmasse etwa ein Drittel des Körpergewichts. Die Skelettmuskeln sind unserem Willen unterworfen, das heißt, Reize, die durch die motorischen Fasern der Gehirn- und Rückenmarksnerven laufen, verursachen deren Kontraktion. In vielen anderen Organen befinden sich auch Muskeln, die aber in ihrer Bewegung nicht dem Willen unterworfen sind, sodass sie sich stets in Tätigkeit befinden und durch das sympathische Nervensystem aktiviert werden. Das Muskelsystem der inneren Organe besteht aus glatten Muskelfasern, die sich in Abständen von einer halben bis zu eineinhalb Minuten zusammenziehen. Skelettmuskeln hingegen sind quer gestreifte Muskeln, die innerhalb eines Sekundenbruchteils reagieren. Quer gestreifte Muskeln können sich auf bis zu ein Viertel ihrer Länge verkürzen. Glatte Muskelfasern verkürzen sich nur um die Hälfte. Die Verkürzungen durch die Muskelkontraktion, die die Proteine Aktin und Myosin ermöglichen, lassen eine Vielzahl von Bewegungen zu. Die Bindung von ATP (Adenosintriphosphat, das Benzin der Zelle) an Myosin löst eine Bewegung der Filamente (winzige verschiebbare Eiweißverbindungen) aus und führt zur Verkürzung der Muskeln. Unsere Muskeln sind von Bindegewebe umgeben, den sogenannten Faszien, die das Muskelgewebe schützen.

Aufbau Muskelfasern sind lange, spindelartige Fasern, die Myofibrillen enthalten. Das Zusammenziehen der Fasern wird durch die Myofibrillen ermöglicht. Sie lagern sich in Muskelfaserbündeln zusammen und sind zwischen einigen Millimetern bis zu einigen Zentimetern lang. Die Bündel sind nur in der Skelettmuskulatur zu finden, aber nicht in der glatten Muskulatur.

Typ-I-Muskelfasern kontrahieren zwar langsam, sind aber für lange Dauerleistungen geeignet, da sie nicht so schnell ermüden. Durch zahlreiche Mitochondrien und viel Myoglobin, das sich in diesen Muskelfasern befindet, ist dies möglich. Im Zwerchfell, in den Augenmuskeln und insbesondere auch in der Rumpfmuskulatur wie Bauch- und Rückenmuskeln sind sie zu finden.

Typ-II-Muskelfasern beschreiben die schnell zuckenden Muskelfasern, die mehr Energie benötigen und deshalb für kürzere Belastungen geeignet sind. Das sogenannte sarkoplasmatische Retikulum ermöglicht eine schnelle Freisetzung sowie Wiederaufnahme von Kalziumionen und verursacht somit die schnelle Kontraktionsfähigkeit. Der *Musculus orbicularis oculi* im Auge und auch die Beugemuskeln des Kniegelenkes an der Rückseite des Oberschenkels sind Beispiele dafür.

Her mit den Muskeln

Keine Bewegung ohne Muskeln, keine Muskeln ohne Bewegung. Das ist wohl das Erste, was einem einfällt, wenn man an die Funktion von Muskeln denkt. Sie ermöglichen uns einen bewegten Alltag, stabilisieren uns und unterstützen unsere Körperhaltung. Muskeln fordern es, buchstäblich über uns hinauszuwachsen. Nicht umsonst schafft es ein Gewichtheber, sogar mehr als sein eigenes Körpergewicht zu heben, oder eine Sprinterin, sagenhafte Zeiten zu erzielen.

Doch das ist noch nicht alles. Nicht nur im Trainingsbereich sind Muskeln wahnsinnig wichtig. Die Forschung zeigt immer deutlicher, dass Muskeln als Organ betrachtet werden können, das sich um verschiedenste Bereiche im Körper sorgt. Sie üben direkten Einfluss auch auf die Funktionen anderer Bereiche und Organe des Körpers aus. Neben ihrer sportlichen Leistungsfähigkeit ist eines ihrer Superkräfte, dass in unserem Körper Heilung stattfinden kann.

Muskuläre Superpower

Myokine sind Botenstoffe, die von unseren Muskeln ausgesendet werden. Es gibt über 100 verschiedene Myokin-Arten, von denen noch längst nicht alle entdeckt wurden. Das bisher am intensivsten erforschte Myokin ist das Interleukin 6 (IL-6). Man kann es als eine Art Super-Power gegen sogenannte stille Entzündungen im Körper bezeichnen. Sie gehen beispielsweise gegen Entzündungen vor, die Arteriosklerose oder Krebs auslösen können. Sport erhöht die Konzentration dieses Myokins im Körper um ein Hundertfaches, was die Entzündungswerte im Blut erhöht, aber im Gegensatz zu einer chronischen Entzündung nur einen kurzen Reiz darstellt. Dieser Reiz aktiviert Signale, die Schutzfaktoren vor Erkrankungen wie Diabetes oder Herzinfarkt hervorrufen. Die Durchführung von Training ist also Schutz und Therapie gleichzeitig.

Auch unser Hirn profitiert von der Ausschüttung der Myokine, wie viele Studien belegen. Das Myokin BDNF, das beim Sport ausgeschüttet wird, verhindert das Absterben von Gehirnzellen und fördert den Ausbau unserer Synapsen. Dadurch fallen uns das Lernen und die Aktivierung unseres Gedächtnisses leichter. Da dieser Bereich mit zunehmendem Alter schrumpft, ist Sport als Schutzfaktor vor Demenz und psychischen Erkrankungen wie beispielsweise Depression zu betrachten. Aber nicht nur das hormonähnliche Myokin wird ausgeschüttet, auch die Produktion des Hormons Testosteron wird beispielsweise von Muskeln aktiviert.

Außerdem ist unsere Muskulatur einer der Hauptverbraucher von Kalorien und reguliert somit den Blutzuckerspiegel. Sie reduziert beispielsweise das Risiko für Stoffwechselerkrankungen wie etwa Diabetes Typ 2.

Besonders spannend Nach all den positiven Effekten, die mit unserer Muskelmasse einhergehen, ist es wenig verwunderlich, dass viele Studien eine höhere Lebenserwartung bei Menschen mit einer hohen Muskelkonzentration voraussagen. Es wird dabei sogar von drei bis fünf Jahren ausgegangen.

Mit dem Alter schrumpft der Bizeps

Die schlechten Neuigkeiten sind, dass unsere Muskeln ab dem 30. Lebensjahr anfangen zu schwinden. Die sogenannte Sarkopenie ist ein natürlicher Prozess, dem allerdings entgegengewirkt werden kann. Ohne Gegenmaßnahmen kann die Muskelkraft und -masse pro Dekade um 3,8 Prozent abnehmen.

Kopenhagener Forscher führten eine Studie durch, bei der sie die Beine junger und älterer Sportler eingipsten. Beide Gruppen erlitten einen Muskelschwund. Der Unterschied zwischen der jüngeren und der älteren Gruppe bestand darin, dass die Gruppe mit den Jüngeren deutlich schneller ihre Muskeln wieder aufbauen konnte als die der Älteren. Daraus können wir schlussfolgern: (Wieder-)Aufbau von Muskelmasse geht in jedem Alter, es braucht jedoch länger. Das Beispiel eines französischen Radfahrers zeigt, dass er selbst im Alter von 103 Jahren durch regelmäßiges Training seine Leistung und seine Sauerstoffaufnahme verbessern konnte.

Ein Mut machendes Beispiel, dass es nie zu spät ist, mit dem Krafttraining bzw. Sport zu beginnen.

> Im fortgeschrittenen Alter können durch gezieltes Training die folgenden Prozesse verlangsamt werden.
>
> - **Abnahme der Typ-II-Fasern:** Schnelle, kraftvolle Fasern bauen schneller ab als Typ-I-Fasern, was zu einem Verlust an Explosivkraft führt. Ein gutes Training sind zum Beispiel schnelle Bewegungen wie leichte Sprünge oder auch Kniebeugen oder Training an der Hantel mit hohen Gewichten.
> - **Reduzierte Proteinsynthese:** Der Körper regeneriert Muskelgewebe langsamer, wodurch die Erholungszeit verlängert wird. Ein gezieltes Training sind Übungen für die Muskeln mit vielen Wiederholungen, damit die Muskeln »brennen«, also energetisch ausgelastet sind, was die Einlagerung von Proteinen fördert.
> - **Hormonelle Veränderungen:** Ein Rückgang von Testosteron und Wachstumshormon beschleunigt den Abbau. Hier hilft der Aufbau von Muskelmasse besonders an den großen Muskeln wie Oberschenkel, Gesäß, Bauch oder Rücken.

- **Veränderter Stoffwechsel:** Eine reduzierte Kalorienverbrennung kann zu Gewichtszunahme führen, was wiederum die Muskelarbeit belastet. Hier unterstützt Kraftausdauertraining zur Verbesserung der Durchblutung sowie sauerstoffreiches aerobes (Lauf-)Training zur Erhöhung der Anzahl der Kraftwerke der Zellen, die sogenannten Mitochondrien, getreu dem Motto »Laufen, ohne zu schnaufen!«.

Ernährung und Muskeln

Neben einem gezielten Training der Muskeln kann der Aufbau der Muskulatur auch durch die Ernährung unterstützt werden. Dabei ist die ausreichende Zufuhr von Eiweiß entscheidend.

- **Proteine:** Studien zeigen, dass besonders im Alter eine höhere Menge an Proteinen notwendig ist, um den Muskelaufbau zu fördern. In Hülsenfrüchten, fettarmen Milchprodukten, magerem Fleisch und Fisch ist besonders viel Eiweiß enthalten. Vor oder nach einer Trainingseinheit werden zwischen 20 und 40 Gramm Protein empfohlen, außerdem 1 bis 1,2 Gramm pro Kilogramm Körpergewicht täglich.
- **Vitamin D und Kalzium:** Diese fördern die Knochengesundheit, die eng mit der Muskelgesundheit verbunden ist.
- **Omega-3-Fettsäuren:** Unterstützen die Entzündungshemmung und die Muskelsynthese.
- **Antioxidantien:** Obst und Gemüse schützen die Zellen vor oxidativem Stress.

Achten Sie auf eine ausreichende Energieaufnahme am Tag. Wer sich besonders im Alter nicht ausreichend ernährt, führt einen schnelleren Abbau der Muskelmasse herbei.

Ran an die Hantel

Wer trainiert, wird belohnt. Achten Sie auf die folgenden Bausteine, um Ihre Muskelmasse langfristig zu erhalten.

Bewegung

Besonders beim Älterwerden ist das Trainieren der Muskeln wichtig, um dem Abbau der Skelettmuskulatur vorzubeugen, damit Stürze und Knochenbrüche verhindert werden. Regelmäßiges Training mit Widerstand (zum Beispiel Gewichte, Widerstandsbänder) ist der effektivste Weg, um Muskelmasse zu erhalten und aufzubauen. Es sollte mindestens zwei- bis dreimal pro Woche durchgeführt werden.

Übungen wie Kniebeugen, Kreuzheben und Bankdrücken trainieren die größten Muskeln des Körpers und haben somit wichtigen Einfluss auf den Stoffwechsel, aber auch auf die Mobilität der Älteren.

Ausdauertraining

Moderates Kardiotraining verbessert die Durchblutung und unterstützt die Regeneration. Auch ergänzendes Gleichgewichtstraining wirkt unterstützend. Aktivitäten wie Yoga oder Tai-Chi fördern die Koordination und reduzieren das Sturzrisiko.

Regeneration

- Schlaf: Sieben bis neun Stunden Schlaf pro Nacht fördern die Ausschüttung von Wachstumshormonen.

- Aktive Erholung: Maßnahmen wie Massagen, Foam Rolling oder leichtes Stretching fördern die Durchblutung.
- Stressmanagement: Chronischer Stress erhöht das Risiko für Muskelabbau. Meditation oder Atemübungen können helfen.

Muskeln dienen nicht nur als Quelle für Kraft und Stabilität, sondern auch der metabolischen, kardiovaskulären und psychischen Gesundheit. Durch gezieltes Krafttraining, proteinreiche Ernährung, Regeneration, Ausdauertraining und, falls nötig, Supplementierung können Männer die altersbedingten Veränderungen effektiv aufhalten. Muskeln lohnen sich - nicht nur optisch, sondern auch funktionell und gesundheitlich - und stellen eine nachhaltige Investition in Lebensqualität und Wohlbefinden dar.

KNOCHEN UND GELENKE - ES KNIRSCHT UND RUMPELT

Ach, was war das schön! Wenn der Wecker morgens klingelte, sprang ich (Peter) vor vielen Jahren fröhlich und dynamisch aus dem Bett und freute mich auf den Tag. Letzteres mache ich natürlich auch heute noch, aber der Sprung aus dem Bett ist mittlerweile zu einem etwas beschwerlichen Hüpfer geworden. Bis ich jetzt so richtig in die Gänge komme und Gelenke wie Faszien wieder reibungsfrei laufen, dauert es heute deutlich länger. Aber das ist nicht alles - leider! Heutzutage muss ich viel mehr auf meine Knochen und Gelenke aufpassen, denn die Jahre stecken mir mittlerweile schon in den Knochen. Das hat einerseits mit meinem fortgeschrittenen Alter zu tun, ist andererseits aber auch meinem (sportlichen) Lebensstil geschuldet, der Spuren hinterlassen hat. Denn nicht immer habe ich während meiner sportlichen Karriere so richtig auf meine Gelenke Rücksicht genommen, was sich heute wahrscheinlich ein wenig rächt. Ein Achillessehnenriss, zwei Meniskusoperationen und einige Muskelverletzungen werden nicht so einfach »weggesteckt«, aber ich arbeite intensiv daran.

Der Knorpel – das Sensibelchen

Knorpel sind ein spezialisiertes elastisches Bindegewebe, das die Knochen innerhalb eines Gelenkes schützt und dadurch eine bedeutsame Rolle für die Funktion und »Mechanik« der Gelenke spielt. Neben den Gelenken ist Knorpelgewebe auch in der Nase, der Ohrmuschel und in den Atemwegen zu finden.

In den Gelenken wirkt der Knorpel in erster Linie als Puffer, der Stöße und Belastungen abfängt und somit den darunterliegenden Knochen schützt. Er reduziert die Reibung zwischen zwei Knochen, wie zum Beispiel am Kniegelenk zwischen Oberschenkel und Unterschenkel, und sorgt damit für geschmeidige und elastische Bewegungen. Dadurch, dass er den gesamten Knochen an den jeweiligen Enden überzieht, verteilt er die Belastung gleichmäßig auf die zugehörigen Gelenkflächen und hilft somit Belastungsspitzen zu reduzieren oder gar zu vermeiden.

Der Knorpel gibt der Nase, den Ohren und auch der Luftröhre ihre Form und Elastizität und spielt auch beim Wachstum von Knochen eine wichtige Rolle, da sich dort die sogenannten Wachstumsfugen, Epiphysen, befinden.

Knorpelgewebe besteht aus einer speziellen Matrix, in die spezielle Zellen, die Chondrozyten, eingebettet sind. Seine besonderen biomechanischen Eigenschaften hängen von der

Zusammensetzung der Matrix ab. Die Knorpelzellen produzieren und erhalten die Matrix und liegen in kleinen Hohlräumen. Spezielle Kollagenfasern sorgen für die Zugfestigkeit des Knorpels. Die Druckfestigkeit dagegen entsteht durch Proteoglykane, die Wasser in der Knorpelstruktur binden und somit die Elastizität sichern. Etwa 70 bis 80 Prozent des Knorpelgewebes besteht aus Wasser, das ihm seine blaue Farbe verleiht.

Knorpelgewebe hebt sich dadurch hervor, dass es avaskulär ist, also ohne jegliche Versorgung durch Blutgefäße. Die notwendigen Nährstoffe für seine intakte Funktion gelangen ausschließlich bei körperlicher Aktivität durch Diffusion aus der umgebenden Gelenkflüssigkeit oder der Knorpelhaut in das Knorpelgewebe. Der Knorpel hängt quasi mit seiner Gesundheit am »Tropf der Bewegung«, denn ohne regelmäßige Bewegung trocknet er aus, wird spröde und verliert recht schnell seine Elastizität und Funktion. Schonung für das Gelenk führt also immer zu einer mittelfristigen Störung der Knorpelgesundheit. Knorpelgewebe regeneriert äußerst schlecht, da die schnelle Blutversorgung fehlt. Schäden bleiben oft dauerhaft, besonders beim Gelenkknorpel, was dann zur gefürchteten Degeneration führt, auch Arthrose genannt. Seine mechanischen Eigenschaften machen ihn jedoch unverzichtbar für die Funktion der Gelenke. Wir sehen hier also, wie schwierig es ist, die optimale Dosierung an Bewegung im Laufe des Lebens für die Gelenke und den Knorpel zu schaffen. Wir müssen die Gelenke zwar regelmäßig bewegen und den Knorpel beanspruchen, allerdings dürfen wir sie nicht mechanisch überfordern.

Frauen sind zwar häufiger von Arthrose betroffen - besonders in den Hüft-, Knie- und Handgelenken -, bei uns Männern zeigt sie sich jedoch bereits in deutlich jüngeren Jahren, was dann meist auf eine Überbelastung oder eine schlechtere

Regeneration von Sport und Arbeit verursacht ist. Besonders schwere Arthrosen an Hüft- und Kniegelenken nach Unfällen oder durch zu hohe dauerhafte oder häufige Belastungen sind bei Männern anteilig stärker vertreten. Der Vorteil, den wir Männer haben, liegt zunächst in der höheren Muskelmasse und meist auch besseren Muskelkraft, die bis zu einem gewissen Grad als Stoßdämpfer für die Gelenke wirkt und diese somit besser schützt. Allerdings sind beim männlichen Geschlecht deutlich mehr traumatische Schäden zu finden, die eine Arthrose begünstigen. Statistiken belegen, dass durch die oft intensiven, körperbetonten Sportarten wie Ballsport oder Kampfsport und auch durch die meist größere körperliche Beanspruchung am Arbeitsplatz, wie zum Beispiel in der Industrieproduktion, Männer ein höheres und früheres Gefährdungspotenzial für Schädigungen des Knorpels aufzeigen als Frauen.

Durch gezielte Prävention in Form von mehr Achtsamkeit und Aufmerksamkeit könnten Männer in diesem Bereich für das spätere Leben bereits früh vorsorgen. Dazu zählen beispielsweise:

- Reduktion der Sitzzeiten im Alltag. Mindestens einmal pro Stunde sollte die Inaktivität unterbrochen werden, sodass die Muskeln der großen Gelenke aktiviert werden.
- Ab dem 30. Lebensjahr sollte regelmäßig moderater Ausdauersport betrieben werden, um auch in der Freizeit die Knorpelstruktur besser zu versorgen. Das Motto dabei lautet: viel Bewegung und wenig Belastung, wie zum Beispiel beim Radfahren, Walking oder auch Schwimmen. Jogging sollte man nur dann betreiben, wenn kein oder nur wenig Übergewicht vorhanden ist, um keine zusätzliche Belastung der großen Gelenke zu haben.

- Die Muskulatur hilft dem Schutz der Knorpel, weil eine größere Kraft und eine größere Muskelmasse als Stoßdämpfer wirken und somit Belastungen frühzeitig aufgefangen werden können. Die Muskulatur legt sich dann wie ein Mantel um das Gelenk und schützt es in allen Bewegungen.
- Viel trinken, damit ausreichend Flüssigkeit für die Versorgung des Knorpels zur Verfügung steht.

Ersatzteil Gelenkprothese – es werden immer mehr

Sollte es jedoch zu spät sein und der Knorpel bereits massive Schädigungen aufweisen, sodass insbesondere nachts starke Schmerzen auftreten, dann gibt es nur eine Lösung: Wir brauchen einen künstlichen Gelenkersatz. Bei uns in Deutschland werden laut Endoprothesenregister (EPRD) jährlich etwa 400 000 bis 450 000 Endoprothesen eingesetzt - mit zunehmender Tendenz. Davon sind 250 000 Hüftprothesen und 200 000 Knieprothesen. Prothesen finden sich auch am Sprunggelenk, Handgelenk oder Schultergelenk. Aus den zuvor genannten Gründen erhalten Frauen etwa 60 bis 65 Prozent der Implantate, Männer 35 bis 40 Prozent. Die meisten Endoprothesen werden grundsätzlich im Alter von 60 bis 80 Jahren eingesetzt. Bei den Knieprothesen beobachten wir jedoch, dass diese überproportional häufig bei etwas jüngeren Männern eingesetzt werden.

Sollte der Ersatz eines Gelenks mithilfe einer Prothese notwendig geworden sein, kann man auch weiterhin das Leben nahezu uneingeschränkt genießen, wobei einige Dinge beachtet werden müssen.

- Künstliche Prothesen werden nicht eingesetzt, um Sportfähigkeit zu erreichen, sondern um den Alltag unbeschwert gestalten zu können.
- Sportliche Aktivitäten können weiterhin durchgeführt werden, sofern sie etwas modifiziert werden. So kann die Technik beim Golfsport genauso angepasst werden wie die Technik beim Tennisspiel. Verzichtet werden sollte eventuell auf Sportarten mit viel Körperkontakt, hoher Schnelligkeit und starkem Kraftaufwand sowie einer großen Unfallgefahr.
- Auf der anderen Seite ist es allerdings auch wichtig, dass Menschen, die eine Sportart besonders gut beherrschen, diese auch weiterhin ausführen. Sehr erfahrene Skiläufer und Skiläuferinnen können beispielsweise auch nach Einsatz einer Prothese ihre Sportart weiterhin ausüben - dann vielleicht etwas weniger intensiv. Dasselbe gilt auch fürs Laufen, Reiten, Schwimmen usw. Es kommt also ausschließlich auf die individuellen grundsätzlichen Basisfähigkeiten an. Verbote allgemeiner Art gibt es nicht, denn es geht auch immer um die persönliche Lebensqualität.

Gelenkproblem Sportverletzung – Männer liegen deutlich vorne

Männer sind insgesamt wesentlich häufiger von Sportverletzungen betroffen, da sie meist intensiver trainieren und in der Regel auch riskantere Sportarten ausüben. Die typischen Verletzungen von Männern sind Knochenbrüche, Muskelverletzungen und Bänderverletzungen - also alles Verletzungen, die in unmittelbarer Beziehung zu unseren Gelenken stehen. Einiges davon lässt sich durch gezielte Prävention und Vorsorge vermeiden. Dazu zählt insbesondere:

- Das Tragen von Schutzkleidung wie zum Beispiel Protektoren (Fahrradhelm, Handschuhe, Knieschoner usw.) bei riskanten Sportarten.
- Ein regelmäßiges und ausgewogenes Techniktraining für die jeweilige Sportart. Bei besserer Technik zeigen sich deutlich weniger Überlastungsreaktionen in den Gelenken sowie an den Ansätzen der Muskeln am Knochen und am Sehnengewebe der Knochen. Typische Beispiele dafür sind der Tennis- oder auch der Golferellbogen.
- Regelmäßige Trainingspausen in den Alltag einplanen. Sie helfen, Überlastungsreaktionen zu reduzieren. Typische Beispiele dafür sind Schmerzen oder Verletzungen bei Läufern an der Achillessehne oder bei Spielern von Ballsportarten wie Handball oder Volleyball am Schultergelenk. Viel hilft nicht viel, sondern gerade beim Sport ist die Qualität häufig viel wichtiger als die Quantität.
- Regelmäßiges Aufwärmen vor dem Sport sowie Dehnen der beanspruchten Muskulatur hilft, muskuläre Verletzungen wie Zerrungen oder Muskelfaserrisse zu minimieren.
- Bei allen Sportarten sollte die Rumpf- und Beckenmuskulatur trainiert werden, damit die Stabilität des Körpers in allen Bewegungssituationen deutlich besser wird.

Osteoporose – reine Frauensache?

Osteoporose ist eine »Stoffwechsel«-Krankheit, die symptomatisch durch eine Abnahme der Knochendichte und ein erhöhtes Risiko für Frakturen gekennzeichnet ist. Dabei zeigt sich, dass der Knochenabbau gegenüber dem Knochenaufbau deutlich überwiegt und daraus resultierend die Struktur des Knochens an Festigkeit und Elastizität verloren geht. Grundsätzlich sind Frauen aufgrund hormoneller Prozesse wesentlich häufiger betroffen als Männer, aber aktuell finden sich in Deutschland auch etwa ein bis zwei Millionen Männer, die unter Osteoporose leiden. Viele, ohne es zu wissen, weil Männern in der Regel viel seltener eine Osteoporose-Diagnostik wahrnehmen. Auch Männer verlieren im Alterungsprozess Knochenmasse, durchschnittlich jedoch deutlich langsamer als Frauen. Grund dafür ist, dass wir Männer Vorteile haben, weil wir von Natur aus eine größere Knochenmasse besitzen.

Die häufigsten Gründe, warum es bei Männern dennoch zu einer so hohen Zahl an Osteoporose-Erkrankungen kommt, ist der deutlich ungesündere Lebensstil. Speziell der intensivere Konsum von Alkohol und Nikotin oder auch die Einnahme bestimmter Medikamente, wie zum Beispiel Cortison, schwächen direkt die Knochenstruktur. Diese Stoffe zu meiden, ist eine der einfachsten Maßnahmen, um Knochenschwund grundsätzlich vorzubeugen. Doch es gibt weitere Maßnahmen, die in den Alltag oder in ein Ernährungs- und Sportprogramm übernommen werden sollten.

- Knochen brauchen regelmäßig ausreichend Proteine, Kalzium und Vitamin D, die für die Grundsubstanz sorgen. Es ist wichtig, bei der Ernährung darauf zu achten, dass der Körper die Baustoffe für seinen Knochenaufbau erhält. Pro Tag sollten mindestens ein Gramm pro Kilogramm Körpergewicht an Proteinen, 2000 bis 2500 Milligramm Kalzium und in der dunklen Jahreszeit von Oktober bis März Vitamin D_3 im Umfang von etwa 2000 Internationalen Einheiten aufgenommen werden. Grund für die Vitamin-D-Supplementierung ist, dass 90 Prozent des Vitamin D über die Haut in Verbindung mit direkter Sonnenbestrahlung gebildet werden, die in den Herbst- und Wintermonaten nicht ausreicht. Ohne dieses Vitamin findet kein ausreichender Knochenaufbau statt.

- Vermeidung von übersäuernden Lebensmitteln wie Limonaden, Alkohol, Fleisch- und Wurstprodukte, weil diese als »Kalziumräuber« gelten.
- Verzicht auf ballaststoffreiche Lebensmittel wie Vollkornprodukte oder viel Getreide, weil diese Phytinsäure enthalten, die die Aufnahme von Kalzium erschwert. Die Aufnahme von Oxalsäure sollte ebenfalls beachtet werden, weil auch diese die Kalziumaufnahme behindert. Oxalsäure befindet sich insbesondere in Amaranth, Spinat, Rhabarber oder auch Sauerampfer. Aber keine Panik! Ein gelegentlicher Konsum ist absolut unschädlich. Gerade bei starker ballaststoffreicher und vollwertiger Ernährung gilt es immer, den Kalziumspiegel im Blick zu haben.
- Um die Knochen zu stärken, sind Sportarten zu empfehlen, in denen das Körpergewicht getragen werden muss. Dies ist in der Regel bei Sportarten der Fall, bei denen wir uns auf beiden Beinen fortbewegen. Knochensubstanz braucht eine regelmäßige Belastung durch die Schwerkraft und insbesondere auch stochastische Belastungen wie Sprünge oder Hüpfen. Als besonders effektiv gelten daher Ballsportarten, weil dabei viele Bewegungswechsel und schnelle Stopps nötig sind. Sportarten wie Radfahren und Schwimmen dagegen sind weniger geeignet, weil das Körpergewicht nicht selbst getragen wird. Sprungbewegungen stellen dagegen eine hohe Belastung für Knochen und Gelenke dar und wirken sich deshalb besonders gut auf die Knochenfestigkeit aus. Deswegen ist auch Seilspringen eine schöne Trainingsform für die Knochengesundheit.
- Lange Sitzzeiten dagegen sind für die Knochenfestigkeit von Nachteil: Erstens werden die unteren Extremitäten nicht belastet, sodass der Knochenaufbau nicht stimuliert wird, und zweitens fehlt die andauernde Schwerkraftbelastung, was ebenfalls

den Aufbau einschränkt. Astronauten beispielsweise, die über mehrere Wochen oder Monate ohne Schwerkraft im All verbringen, verlieren beispielsweise zwei bis drei Prozent Knochenmasse jeden Monat, obgleich sie täglich eine Stunde trainieren. Der Schwerkraftverlust wirkt sich also gravierend auf die Festigkeit der Knochen aus, was in unserem Alltag mit dauerhaftem Sitzen vergleichbar ist. Versuchen Sie deshalb, deutlich weniger als neun bis zehn Stunden inaktiv zu sein. Wenn dies nicht möglich ist, dann setzen Sie wie oben beschrieben dringend regelmäßige intensive Reize auf den Knochen.

DAS GEHIRN

Geistige Fitness nicht vergessen!

Inmitten unserer Karriere und der Auseinandersetzung mit dem eigenen Körper schwankt unser Hirn zwischen Hochleistung und Alltagswahnsinn. In letzter Zeit stehen wir gehäuft vor Rätseln der folgenden Art: Wir können uns einfach nicht entsinnen, wo wir den Autoschlüssel hingelegt haben, oder wir vergessen öfter mal die Namen einiger Personen in unserem Umfeld. Zunehmend erwischen wir uns dabei, wie unser Erinnerungsvermögen zu einem undurchsichtigen Wirrwarr heranwächst, dem wir mit To-do-Listen und Handyerinnerungen trotzen. Ist das etwa schon eine beginnende Demenz oder braucht unser Hirn nur eine kleine Verschnaufpause?

Hirn, lass nach

Unser Gehirn ist vielleicht das Komplizierteste und gleichzeitig Faszinierendste, was uns die Natur mitgegeben hat. Über 100 Milliarden Nervenzellen koordinieren täglich in unserem Hirn

Sinneseindrücke, Körperfunktionen und unser Verhalten. Auch das Gedächtnis, unsere Persönlichkeit und unser Bewusstsein werden im Gehirn gesteuert. Was wissen wir eigentlich über unseren Denkapparat?

Das Gehirn kann grob in vier Bereiche geteilt werden: Großhirn, Kleinhirn, Stammhirn und Zwischenhirn. Es hat die Form einer Walnuss und ist mit Furchen und Windungen durchzogen. Während männliche Gehirne stärkere Verbindungen innerhalb der Hirnhälften aufzeigen, sind weibliche Hirne zwischen den Hirnhälften besser vernetzt. Die Größe des Hirns hängt vom Geschlecht ab. So ist das Hirnvolumen bei Männern rein statistisch etwa zehn Prozent größer als bei Frauen und wiegt um die 1500 Gramm. Schmeichelhaft – leider nur auf den ersten Blick! Zwischen Hirnvolumen und Körpermasse besteht nämlich ein Zusammenhang. Da Männer häufig etwas größer sind als Frauen, wächst das Hirn entsprechend mit.

Nun könnte man annehmen, dass ein größeres Hirnvolumen mit einer höheren kognitiven Leistungsfähigkeit einhergeht. Doch auch das ist leider ein Trugschluss. Wäre die Größe unseres Gehirns ausschlaggebend für unsere kognitiven Fähigkeiten, wären uns Giraffen oder Wale kognitiv deutlich überlegen. Entscheidend ist nämlich, für welche Funktionen das Gehirn genutzt wird. Bei Walen dient beispielsweise ein großer Teil des Hirns zur Wärmeregulation.

Eine Studie der Universität Würzburg zeigt, dass für die kognitiven Leistungsfähigkeiten weniger die Größe des Gehirns als die Bauweise unserer Nervenzellen verantwortlich sind. Je besser die bestehende Hirnstruktur an Hirnstrukturen angepasst ist, die für eine Tätigkeit benötigt wird, desto leichter fällt uns die Ausführung bestimmter Dinge.

Von grauen Haaren und grauer Substanz

Im Alter von etwa 25 Jahren ist das Gehirn fertig ausgereift. Können wir jetzt die Füße hochlegen und geistig den Vorruhestand antreten? Das ist leider nicht zu empfehlen! Denn unser Gehirn sollte zum Erhalt unserer kognitiven Leistungsfähigkeit gefordert werden.

Im Vergleich zu jungen Gehirnen, die stetig neue Lösungswege erarbeiten und auf Veränderungen und Gelerntes reagieren, müssen die Gehirne von Menschen älteren Semesters nicht mehr auf alles Neue reagieren. Hier dient bereits bekannter Erfahrungsschatz als möglicher Lösungsansatz, auf den wir zurückgreifen. Unser angesammeltes Wissen spiegelt sich in der kristallinen Intelligenz wider. Endlich mal gute Neuigkeiten: Die kristalline Intelligenz bleibt im Alter weitestgehend konstant.

Jetzt kommt's aber dicke: Unsere fluide Intelligenz, die Fähigkeit, abstrakt zu denken oder schnell Informationen zu verarbeiten, sinkt hingegen ab dem 25. Lebensjahr. Mehrere Aufgaben gleichzeitig zu bewältigen, schnell neue Informationen zu verarbeiten oder zügig abzurufen, fällt uns zunehmend schwerer. Das liegt unter anderem daran, dass das Gehirn ungenutzte Zellen aussortiert. Aktivieren wir bestimmte Zellen nicht mehr, sterben diese ab. Um das 50. Lebensjahr verliert unser Hirn schleichend, aber stetig an Masse. Unter anderem schrumpft auch die graue Substanz, in der sich unsere neuronalen Verzweigungen befinden. Im Laufe des Alters kann ein Verlust von bis zu 30 Prozent der Hirnzellen verzeichnet werden.

Beim Auftreten neurodegenerativer Krankheiten, die im Laufe des Alters zunehmen, zeichnen sich teils geschlechtsspezifische Unterschiede ab. Zwei Drittel aller Demenzbetroffenen sind weiblichen Geschlechts. Im Vergleich zum männlichen Geschlecht ist die Lebenserwartung von Frauen um 4,82 Jahre höher, was die Wahrscheinlichkeit einer Demenz steigert. Bei rund 80 Prozent der Demenzerkrankten tritt eine Durchblutungsstörung im Gehirn auf. Dies geschieht, weil die sogenannten Perizyten, die die Blut-Hirn-Schranke stabilisieren und die für die Blutzirkulation im Gehirn verantwortlich sind, abgebaut werden. Werden diese weniger, wird das Hirn nicht mehr ausreichend mit Sauerstoff versorgt, was sich auf unsere geistigen Fähigkeiten auswirkt. Außerdem wird durch den Abbau der Perizyten die Proteinanlagerung im Hirn verstärkt. Die Perizyten sind an unsere Geschlechtschromosomen gebunden. Nach den Wechseljahren und dem Abfall des Hormons Östrogen ist bei Frauen das Demenzrisiko deutlich gesteigert, da die Anzahl der Perizyten weniger wird.

Darüber hinaus weisen Frauen eine bessere Immunabwehr als Männer auf. Im Gehirn wird die Immunabwehr durch die sogenannten Mikrogliazellen geregelt. Diese bauen schädliche Stoffe ab und hemmen Entzündungen. Bei Demenzerkrankungen lagern sich Proteine im Gehirn ab, die die Zellen zunächst vernichten. Auf Dauer verlieren die Mikrogliazellen an Wirkungskraft und können den Schutz des Hirns nicht mehr sichern.

Die Reaktion unseres Immunsystems wird durch das Geschlecht beeinflusst. Unsere Geschlechtschromosomen scheinen laut Forschung eine Auswirkung auf Entzündungs- und Immunreaktionen zu haben, die beim männlichen Geschlecht besser zu funktionieren scheinen. Beim Alzheimer-Typ der Demenz ist das männliche Geschlecht jedoch ein Risikofaktor für einen schnell fortschreitenden Krankheitsverlauf. In einem Test, der das Fortschreiten der Alzheimer-Demenz dokumentiert (Mini-Mental-Status-Test [MMST]), wird die Hirnleistung in Punkten gemessen. Im Durchschnitt kann von einer Verschlechterung von drei Punkten pro Jahr ausgegangen werden.

Beim männlichen Geschlecht ist jedoch ein deutlich höherer Verlust von Punkten erkennbar. Warum dies so ist, ist bislang nicht eindeutig erforscht.

Ein weiterer Unterschied liegt in der Prävalenz einer Parkinsonerkrankung: So sind etwa 50 Prozent mehr männliche Patienten als Weibliche betroffen. Eine Ursache ist bisher nicht bekannt. Überwiegend tritt Parkinson zwischen dem 50. und 65. Lebensjahr auf, jeder zehnte Fall vor dem 40. Lebensjahr. Als Ursache für das Auftreten von Parkinson wird ein Zellsterben im Hirnstamm vermutet, das durch Eiweißablagerungen erfolgt. Die Nervenkrankheit im Gehirn kann durch Medikamente behandelt werden, ist aber bisher nicht heilbar.

Na prima, jetzt haben wir neben unserem grauen Haar auch noch weniger graue Substanz und weniger Nervenzellen? Gibt es denn so gar keine Lösung für unser Dilemma?

Apropos graues Haar und Glatze

Für diejenigen, die den Frust schon schieben, wenn die ersten grauen Haare auftauchen, ist die beginnende und dann vollständige Glatze natürlich eine Katastrophe. Auch wenn Fußball-Coach Pep Guardiola natürlich sehr smart damit aussieht: Die eigene Glatze ist immer anders. Und nicht jede Kopfform ist gleich schön. Wir können es aber meist auch nicht verhindern. Höchstens bearbeiten. Denn ebenfalls Fußball-Coach Jürgen Klopp hatte eine Idee und das nötige Kleingeld. Er ließ sich Haare verpflanzen. Damit es wieder voller aussieht. Das taten im Jahr 2014 fast 650 000 Männer. Tendenz steigend. Für schlappe 3000 bis 10 000 Euro.

Überhaupt ist das mit den Haaren so eine Sache. Sie machen ja auch viel Arbeit, werden geföhnt, es wird Haargel eingeschmiert, sie kleben am Kopf bei Anstrengung. Da ist eine Glatze einfacher. Übrigens auch gefährlicher. Denn die Sonnenterrasse obenrum sorgt für uneingeschränktes »Draufbraten« der Sonne. Männer mit Glatze haben tatsächlich ein erhöhtes Risiko für aktinische Keratosen als Vorstufe oder gleich den weißen Hautkrebs. Deshalb also das Einschmieren mit Sonnenschutz auch oben nicht vergessen oder gleich eine Kopfbedeckung tragen. Die Junggebliebenen nehmen eine Basecap, die anderen einen Strohhut. Hauptsache, es hilft. 30 Prozent der weißen Männer haben schon mit 30 Jahren eine Halbglatze, mit 50 die Hälfte und mit 70 sind es 80 Prozent.

Aber warum kommt es bei dem einen schneller zum Äußersten, während mancher 80-jähriger noch mit vollem Haar durchs Restleben geht? Sie ahnen es: Es liegt auch an der Genetik. Ein Stoffwechselprodukt von Testosteron ist für Haarausfall verantwortlich. Je mehr davon vorhanden ist, desto schneller geht es. Und das benötigt eine genetische Disposition. Man könnte also sagen: Pech gehabt mit den Vorfahren! Und doch hat es Folgen. Denn nicht wenige fühlen sich durch Haarausfall und Glatze weniger attraktiv, liebenswert und erfolgreich. Außerdem legen Studien den Verdacht nahe, dass man älter eingeschätzt wird, als man wirklich ist. Amerikanische Forscher sprechen sogar davon, dass Männer mit Glatze als reif, sanft und weise wahrgenommen werden. Die beiden Forscher waren übrigens auch kahlköpfig. Spaß beiseite! Es macht laut Wissenschaft auf jeden Fall Eindruck, wenn die Glatze nicht schleichend kommt, sondern aktiv geschoren wird. Die eigene Entscheidung ist hier das Beeindruckende. Ansonsten ist es wie immer. Alles ist möglich. Auch dass man den Haarausfall nicht akzeptiert und mit allen möglichen Tinkturen, Shampoos und Cremes entgegenwirken will. Aber auch hier sind die »bewiesenen« Studien oft von Kosmetikherstellern in Auftrag gegeben. Es gibt allerdings

Mittel, die nachweislich Wirkung haben. Leider aber auch viele Nebenwirkungen, deren Folgen im Moment noch nicht kalkulierbar sind.

Machen Sie es einfach wie Ernst Huberty. Der Sportmoderator aus den 1970ern ließ sich die Haare auf der einen Seite lang wachsen, um sie dann über den kahlen Oberkopf auf die andere Seite zu kämmen. Das hat mein Vater übrigens imitiert. Und ich (Ingo) habe genetisch gesehen tatsächlich Glück gehabt. Zwar wird es hinten lichter, aber für Anfang 60 geht es noch. Ich habe anscheinend einen Verwandten in der Ahnengalerie, der mich vor dem Schicksal von Ernst Huberty bewahrt hat. Grau hingegen bin ich auch schon länger. Das aber ist auch normal. Und viele finden das gar nicht so schlecht.

Und am Ende noch ein paar Facts zu grauen Haaren:

- Unsere Haarfarbe wird von dem Farbstoff Melanin bestimmt. Je nach Zusammensetzung Rot, Blond oder Braun. Die Farbstoffproduktion lässt im Alter nach und stoppt dann ganz.
- Die Genetik schlägt zu und entscheidet, wann: Wenn's schlecht oder besser grau läuft, wächst die Haarfarbe, die man sonst hatte, ganz raus. Das dauert aber seine Zeit.
- Graue Haare sind eine optische Täuschung. Werden keine Farbpigmente mehr produziert, sind die Haare eigentlich farblos. Betrifft das alle Haare, erschienen sie weiß. Sind aber noch farbige Haare dabei, wirken sie eher grau oder silber.
- Der Prozess lässt sich nicht aufhalten, weil man ja nicht verhindern kann, das Zellen altern. Man kann nur färben. Aber das ist, wie wir wissen, vorübergehend. Und sieht nicht immer gut aus.
- Es ist ein Mythos, dass man durch einen großen Schreck plötzlich ganz grau wird. Das soll der französischen Königin

Marie-Antoinette in der Nacht passiert sein, bevor sie geköpft wurde. Die Biologie spricht aber dagegen. Das Haar, das aus dem Follikel gewachsen ist, verändert seine Farbe nicht mehr. Die Pigmente, die den Haaren ihre Farbe verleihen, können nicht herausfallen. Das Ergrauen ist ein schleichender Prozess.

Update im Gehirn

Unser Denkapparat ist deutlich flexibler als bisher angenommen. Diese Flexibilität wird als »neuronale Plastizität« bezeichnet. Forschende konnten nachweisen, dass Nervenzellen auf Veränderung reagieren, indem sie sich reorganisieren oder aus Vorläuferzellen neue Zellen bilden (Neurogenese). Beide Vorgänge können im Hippocampus verzeichnet werden, der Bereich, der für das Lernen und unsere Gedächtnisbildung verantwortlich ist. Andere Hirnregionen besitzen diese Funktion bedauerlicherweise nicht.

Ein Beispiel dafür ist die Reaktion der Nervenzellen, die nach einem Schlaganfall auftritt. Bei einem Schlaganfall stirbt eine Vielzahl an bestehenden Nervenzellen ab. Nachgewiesen wurde, dass eine Reorganisation der Nervenzellen stattfindet, um die Struktur des Hirns in diesem spezifischen Bereich nachzustellen. Verbliebene Nervenzellen suchen andere Zellen und bauen neue Verbindungen auf, um möglichst viele Strukturen zu rekonstruieren. Damit diese neuen, noch unerfahrenen Nervenzellen ihrer richtigen Funktion nachgehen können, bedarf es gezieltem Reha-Training, das nach dem Auftreten eines Schlaganfalls unmittelbar erfolgt.

Durch das Wissen, dass wir unsere grauen Zellen trainieren können, können wir Rückschlüsse auf den Umgang mit dem Alterungsprozess unseres Hirns ziehen. Wie können wir also unser alterndes Hirn jung halten? Verschiedenste Studien zeigen, dass die Kombination aus geistiger und körperlicher Förderung eine wahre Wunderwaffe ist.

Gehirn einschalten und anlassen

Beim Lernen werden in unserem Gehirn neue Reize gesetzt. Auch an diese passt sich unser Gehirn in der Region des Hippocampus an. Gewonnene Informationen werden von Nervenzelle zu Nervenzelle über Synapsen mittels elektrischer Signale weitergeleitet. Erstaunlich ist: Hier wird zusammengenommen so viel Energie erzeugt, dass das Gehirn praktisch auch eine kleine Glühbirne erhellen könnte.

Durch das Erlernen neuer Dinge, wird das Netzwerk aus Nervenzellen dichter und größer. Wiederholen wir eine Tätigkeit oder Wissen, beschleunigt sich der Informationsfluss und erhöht die Weitergabe von Informationen. Dieser Vorgang ist mit einem Feldweg zu vergleichen, der immer häufiger benutzt wird und schließlich zu einem leicht zu beschreitenden Weg wird. Die Wiederholung von Lerninhalten hilft uns dabei, zuverlässiger und schneller in unbekannten Situationen zurechtzukommen, da wir auf bestehende zelluläre Verbindungen zurückgreifen können.

Die Stimulation der Gehirnzellen erfolgt beispielsweise durch regelmäßige Bewegung und Aktivität im Alltag oder Hobbys wie Tanzen oder Musizieren. Das Pflegen sozialer Kontakte ist ebenfalls wichtig für unsere geistige Fitness und aktiviert die Nervenzellen. Wichtige Bedingungen schaffen auch unsere Lebensumstände wie Verzicht von Alkohol und Nikotin, ausreichend Schlaf und genügend Flüssigkeit. All das sind Quellen für ein Superhirn.

Nicht nur unser fortschreitendes Alter, sondern auch die Anforderungen des Alltags wirken sich auf die Leistung unseres Hirns und unsere Konzentrationsfähigkeit aus. Das Hirn kann sich auf zwei Arten erhitzen. Einmal umgangssprachlich durch hitzige Gedanken und unseren Umgang mit Stress und Ärger. Andererseits durch das Ansteigen unserer inneren Temperatur.

Ist unser Hirn durch steigende Temperaturen erhitzt, besitzt der Körper die Fähigkeit, durch die Umkehr des Blutkreislaufes vom Gesicht in den Kopf das Hirn wieder abzukühlen. Außerdem befinden sich unsere Schweißdrüsen in unmittelbarer Nähe des Hirns, am Gesicht. In diesem Fall hilft sich der Körper selbst.

Manchmal ist unser Hirn durch wiederkehrende Gedankenstrudel so erhitzt, dass es kaum aufnahmefähig ist. Sich Problemen zu widmen und diese zu durchdenken, hat eine sinnvolle Absicht: Es dient dazu, konstruktive Lösungen zu finden. Drängen sich aber negative, nicht lösbare Herausforderungen zu jeder Tag- und Nachtzeit unangenehm auf, ist es an der Zeit, etwas zu ändern. Mit bestimmten Methoden und Training gelingt es, unser Hirn von Grübelgedanken abzukühlen und Raum für Regeneration zu schaffen. Wie können wir es schaffen, einen klaren Kopf zu behalten und uns von stressigen Alltagsthemen zu lösen?

Im Alltag erledigen wir oft mehrere Dinge gleichzeitig. Diese Multitasking-Mentalität hat sich für uns zur Normalität entwickelt. Handeln wir doch einmal gegensätzlich und konzentrieren uns bewusst auf nur eine Tätigkeit. Die gezielte Fokussierung auf eine Sache wird als Achtsamkeit bezeichnet. Achtsamkeitsübungen legen den Fokus auf das Hier und Jetzt, anstelle Gedanken auf die Vergangenheit oder Zukunft zu richten. Das bewusste Essen eines Lebensmittels oder die gezielte Beschäftigen mit nur einer Aufgabe grenzt uns von anderen Themen ab und hilft uns bei der Konzentration. Natürlich sollen Probleme nicht komplett verdrängt, sondern in einem angemessenen Maße bearbeitet werden. Dabei helfen vorher geplante Zeitfenster, in der die Gedanken Platz finden, die uns sonst von der Arbeit oder unserem Schlaf abhalten. Richten wir uns bewusst eine halbe Stunde Zeit ein, in der alle Gedanken Platz finden können, drängen sich diese weniger in unpassenden Situationen auf.

Auch Sport oder der Austausch mit Familienmitgliedern oder Freunden hilft dabei, kreisende Gedanken loszuwerden und sich adäquat vom Alltag abzulenken oder ihn zu reflektieren. Wenn wir unsere Stressoren bewusst verarbeiten, schaffen wir in unserem Hirn Platz für Regeneration und finden besser in den Schlaf, was uns wieder dabei hilft, resilienter mit Problemen umzugehen, sodass unsere kognitive Leistungsfähigkeit steigt.

Leistung auf Abruf – wie im Schlaf

Unsere geistige Fitness können wir also durch gezieltes Hirntraining, Bewegung und die Bearbeitung von mentalem Ballast unterstützen. Gibt es noch andere Faktoren, die uns dabei helfen, nach einem Tal Berge zu versetzen?

Ein weiterer wichtiger Faktor für unsere kognitive Leistungsfähigkeit ist unsere Schlafqualität und -dauer. Schlaf fördert die Regeneration unseres Gehirns und hilft diesem, Erlebnisse zu sortieren und abzuspeichern. Wie viele Stunden Schlaf eine Person benötigt, ist individuell. Eine Studie der Fudan University ermittelte aus 500 000 Teilnehmenden eine Schlafdauer von sieben Stunden als optimalen Mittelwert für Erwachsene.

Hilfreich ist außerdem, ungefähr zu einer ähnlichen Uhrzeit schlafen zu gehen, da sich unser Körper daran gewöhnt und leichter in den Schlaf findet. Wie wichtig Schlaf für das Gehirn ist, zeigt, was Schlafentzug mit uns macht: Schon 24 Stunden ohne Schlaf haben zur Folge, dass wir uns schlechter konzentrieren können und reizbarer sind. Eine Studie des Forschungszentrums Jülich zeigt, dass das biologische Alter unseres Gehirns nach einem vollständigen Schlafentzug von über 24 Stunden um ein bis zwei Jahre altert. Nach einer ausreichenden Erholungsphase regeneriert es sich wieder auf das ursprüngliche Alter.

Das Hormon Melatonin regelt unseren Schlaf-wach-Rhythmus und macht müde. In einer dunklen Umgebung wird die Melatoninproduktion angeregt. Helligkeit hingegen stoppt die Ausschüttung von Melatonin und sorgt für den Anstieg von Cortisol, was uns fit und aktiv werden lässt. Um unseren Körper morgens in Schwung zu bringen, kann also beispielsweise ein Tageslichtwecker helfen, der uns sanft vom Übergang des Schlafens auf das Aufwachen vorbereitet und unsere Hormonproduktion unterstützt.

Um unseren Geist auf Trab zu bringen, braucht er neben dem Schlaf auch das richtige Futter. Zwar sorgen Lebensmittel nicht dafür, dass wir intelligenter werden, aber sie unterstützen unser Gehirn dabei, optimal zu funktionieren. Unser Hirn benötigt durchschnittlich 20 Prozent der Gesamtenergie am Tag, die wir unserem Körper zur Verfügung stellen müssen. Unsere Ernährung sorgt dafür, dass unser Hirn durchblutet, der Stoffwechsel angeregt und Zellen erneuert werden können.

Entscheidend ist eine ausgewogene, vitamin- und nährstoffreiche Ernährung, die dies gewährleistet. Unser Gehirn besteht zu 85 Prozent aus Wasser, Flüssigkeitsmangel sorgt beispielsweise für Kopfschmerzen oder Müdigkeit.

NOCH MAL ZUSAMMENGEFASST

Unser Gehirn kommt uns manchmal wie ein autonom funktionierender Supercomputer vor. Doch damit es bis ins hohe Alter leistungsfähig bleibt, können wir viel tun. Sei es durch gezielte Bewegungen, mentales Training oder eine bewusste Ernährung – der geistigen Kapazität ist keine Grenze gesetzt. Ob Sie eine neue Fremdsprache lernen, neuen Musikstücken lauschen oder wortwörtlich Gehirnjogging betreiben: Schalten Sie Ihr Hirn ein und setzen wir uns für unser Hirn ein.

DIE HORMONE

Die Angst vor dem Rückgang der Hormone

Gesunde Lebensführung, Sport und eine gesunde Ernährung werden heutzutage bei vielen Gelegenheiten empfohlen. Nicht nur beim Abnehmen, sondern gerade bei der Bekämpfung von Krankheiten wie Krebs und Depression spielen die Einflussgrößen eine große Rolle. Auch bei den Wechseljahren des Mannes. Aber gibt es die überhaupt?

Ja und nein. Die Studienlage ist eher klein, Wechseljahre sind eher ein frauendominiertes Thema. Männliche Probleme werden zwar erkannt, aber oft noch belächelt. Dabei könnten Veränderungen in den Verhaltensweisen gerade nach dem 50. Lebensjahr mit den Wechseljahren des Mannes perfekt erklärt werden. Und die sogenannte Midlife-Crisis beeinflussen. Klingt übrigens nicht sexy. Beides. Wechseljahre und Midlife-Crisis. Will keiner haben, kriegt aber jeder. Und keiner will es hören. Da müssen Sie jetzt aber durch. Denn die Frage sollte schon gestellt werden: Ist die Veränderung bei den Männern ein Produkt des sich verändernden Hormonhaushalts beim Testosteron oder doch eher hausgemacht? Ein Endokrinologe aus Berlin hat dazu eine klare Meinung. Für Prof. Sven Dietrich ist alles zusammen die Midlife-Crisis. Und die Veränderungen seien eher hervorgerufen durch psychische Belastungen und Lebensumbrüche. Er empfiehlt also eher eine Psychotherapie statt Hormontherapie gegen zu heftige Symptome.

Wechseljahre beim Mann

Erst mal schwirren viele Begriffe umher. Die sind meistens sperrig und auch uneindeutig. So kann man lesen vom »Klimakterium virile«, das eigentlich die Phase der Veränderung der Hormonsituation des Mannes meint. In dieser Phase reduzieren sich die Sexualhormone, besonders das Testosteron. Dies ist ein schleichender Prozess und geschieht meist sehr langsam. Es ist aber nicht so, dass es ab da zu einem völligen Mangel der Sexualhormone oder zum Verlust der Fortpflanzungsfähigkeit kommt. Im Gegensatz übrigens zu den Frauen. Es ist nur ein partielles Defizit, das auch »PADAM« oder »PEDAM« genannt wird. Das sind keine indischen Gerichte, auch wenn die Wörter so klingen. PADAM bedeutet »partielles Androgen-Defizit des alternden Mannes«, PEDAM das »partielle endokrine Defizit des alternden Mannes«. Sie müssen sich diese Begriffe nicht merken, sie sollten nur wissen, was damit gemeint ist. Letztendlich reden sowieso immer nur alle vom Testosteron, einer Art Schlüsselhormon des Mannes. Es beeinflusst nicht nur die Sexualität, sondern auch viele andere Funktionen des Körpers, wie zum Beispiel den Muskelaufbau. Testosteron wird immer produziert, nur einfach weniger, wenn man älter wird. Der natürliche Abbau hat aber nicht nur mit dem Alter zu tun, manche Wissenschaftler glauben, dass eher gesundheitsrelevante Verhaltensweisen und der gesamte Gesundheitszustand verantwortlich sind. Dazu passt eine Meldung aus dem *Ärzteblatt* 2015, dass nur bei 17 Prozent der Männer im Alter von 50 bis 57 Jahren ein pathologischer Rückgang des Testosteronspiegels stattfindet. Für die Profis, die jetzt sofort die Blutergebnisse des Urologen rauskramen: Der Grenzwert ist elf Nanomol pro Liter. Bei den 60 bis 70-Jährigen ist er übrigens kleiner als acht Nanomol. Unter diesen Grenzwert fielen in dieser Altersgruppe nur noch vier Prozent der Männer. Bei den meisten von uns also müsste eine Hormonersatztherapie gar nicht diskutiert werden. Tut man aber immer wieder gerne, analog zu den Frauen. Hierbei scheint aber das Risiko der Nebenwirkungen zu hoch. Und Hormonersatztherapien stehen in Verdacht, Prostatakrebs auszulösen.

Symptome von Testosteronmangel

Es tut uns leid, aber wir müssen die Liste des vermeintlichen Männergrauens einmal durchgehen, damit Sie verstehen können, warum sich so viele Männer über diese Thematik Gedanken machen und warum die Industrie so einiges für uns als Lösungsmittel der Wahl anbietet. Wir listen einfach nur auf. Achten Sie mal selbst darauf, bei welchen Einschränkungen Sie am meisten zusammenzucken. Wir fangen mit dem vermeintlichen Spitzenreiter an:

1. Erektionsstörungen, seltenere morgendliche Erektionen und eine generelle Abnahme der Libido, also des Sexualtriebs
2. Verlangsamtes Wachstum von Nägeln und Haaren
3. Abnahme von Muskelmasse und Zunahme von Fettmasse, besonders am Bauch
4. Abnahme von Knochenfestigkeit
5. Stimmungsschwankungen, Unruhe, Nervosität und Motivationsprobleme

6. Depressive Verstimmungen und erhöhte Anfälligkeit für Stress
7. Hitzewallungen und Schweißausbrüche

Die Liste des Grauens. Oder besser: Kann alles sein, muss aber nicht. Denn nicht alle diese Symptome sind allein auf den Testosteronmangel zurückzuführen. Es spielen noch jede Menge andere Hormone eine Rolle, deren Produktion ebenfalls weniger wird. Aber was tun bei der Nummer eins der Liste, für viele Männer ein echter Niederschlag ihres Selbstwertgefühls? Wie soll das gehen, den Sexualtrieb wieder auf Vordermann bringen? Eigentlich ganz einfach. Denn der viel besprochene Lebensstil kann eine echte Hilfe sein. Fachleute sagen, dass eines der effektivsten Mittel die Reduktion von Fett im Bauchraum ist. Denn das viszerale Fett begünstigt die Bildung von Östrogenen und verringert die Bildung von Testosteron. In manchen Fällen ist auch hoher Blutdruck durch verstopfte Gefäße verantwortlich für zum Beispiel Erektionsstörungen. Den in den Griff zu kriegen, ist ein probates Mittel gegen den Verlust dieser besonderen Muskelkraft. Und wo wir gerade bei einem kleinen Teil Muskelkraft sind. Der Aufbau von Muskelmasse als Motor hilft, die stoffwechselabhängige Produktion der Hormone wieder anzukurbeln. Und sollte wirklich mal gar nichts mehr gehen, ist eine kleine Pille vielleicht die bessere Wahl als eine Hormontherapie.

Fakt ist also: Der Körper des Menschen verändert sich ab dem 40. Lebensjahr. Hormone nehmen ab, Muskelmasse schwindet, das Haar wird schütterer und grau. Der Bauch wächst, die Falten nehmen zu. Die Ansprüche an Gehirnleistungen nehmen nicht ab, sondern wir sind weiter gefordert. In Beruf, Partnerschaft, Freundeskreis, als Vater und Mutter und als Kinder eigener Eltern, die gepflegt und betreut werden müssen, werden die Herausforderungen nicht kleiner. Mann ist eben nicht mehr jung. Und das merkt man auch. Gerade wenn es ruhiger werden soll, wird der Stress größer. Und wir blicken schon mal zurück. Mit der Frage, ob alles so ist, wie wir es uns vorgestellt haben. Und das blockiert den Blick nach vorn. Oder bilden wir uns das alles nur ein?

MANN IST SO JUNG WIE SEINE GEFÄSSE

Oft heißt es, unsere Gefäße verraten unser biologisches Alter und lassen Rückschlüsse auf unseren Lebenswandel zu. Ist das ein alter Mythos oder steckt dahinter doch ein Fünkchen Wahrheit?

Fakt ist: Der Satz »Man ist so jung wie seine Gefäße« ist gar nicht mal so verkehrt. Durch die Gesundheit unserer Gefäße können wir tatsächlich Rückschlüsse auf unser biologisches Alter und unsere allgemeine Leistungsfähigkeit ziehen. Gesunde Gefäße gewährleisten, dass das Herz-Kreislauf-System optimal funktioniert und alle Organe ausreichend mit Sauerstoff und Nährstoffen versorgt werden. Doch wie können wir dafür sorgen, dass unsere Gefäße lange jung und leistungsfähig bleiben?

Die Funktion unserer Gefäße

Welche Funktion erfüllen unsere Gefäße im Körper? Gefäße durchziehen unseren gesamten Körper. Sie sind wichtige Bestandteile des Körperkreislaufes und haben die zentrale Aufgabe, Körperflüssigkeiten zu transportieren. Sie sorgen dafür, dass unsere Körperteile und Organe mit Sauerstoff, Nährstoffen und Hormonen versorgt sind und Abfallstoffe abtransportiert werden. Blutgefäße befördern, wie der Name unschwer erkennen lässt, Blut. Aneinandergereiht bilden unsere Blutgefäße eine Strecke von etwa 100 000 Kilometern ab. Den Transport des sauerstoffarmen Bluts zum Herzen hinführend übernehmen Venen. Für den Abtransport des sauerstoffreichen Bluts entgegen der Herzrichtung sind Arterien zuständig. Arterien und Venen werden durch die Kapillaren, deren Zellwand dünner als ein Haar ist, miteinander verbunden. Die nur einschichtige Zellwand bietet sich optimal für den Austausch von Stoffen zwischen Gefäß und Gewebe an. Auch Lymphgefäße schleusen Flüssigkeit durch unseren Körper, die Lymphe hat ebenso die Funktion, den Körper zu entgiften. Damit unser Körper ausreichend versorgt ist, ist die Funktionsfähigkeit unserer Gefäße essenziell, sonst nimmt das Risiko zahlreicher Erkrankungen deutlich zu. Bleiben unsere Gefäße ewig jung oder müssen wir auch auf sie besonders achten?

Gefäße altern mit

Unsere Gefäße sind, ebenso wie wir, einem Alterungsprozess ausgesetzt. Im Laufe unseres Lebens verdicken sich unsere Gefäßwände, was an verschiedenen Faktoren liegt. Der Durchmesser der Gefäßwände hat Einfluss auf die Schnelligkeit und Effizienz unseres Blutflusses. Dabei ist die Elastizität der Gefäßwände entscheidend: Je flexibler und durchlässiger die Gefäße sind, desto besser kann das Blut fließen und die Organe mit Sauerstoff und Nährstoffen versorgen.

- **Gefäßalterung:** Ab einem Lebensalter von etwa 40 Jahren verlieren die Gefäße an Elastizität, es entstehen Ablagerungen (Plaques). Umgangssprachlich wird dieser Prozess Arterienverkalkung genannt. Doch es lagert sich nicht Kalk in unseren Arterien an, sondern ein Gemisch aus Fett, Cholesterin und anderen Substanzen. Dieser Prozess wird auch als

»Arteriosklerose« bezeichnet. Er führt zu Verengungen und Verhärtungen der Arterien und erhöht das Risiko für einen Herzinfarkt, Schlaganfall und andere Herz-Kreislauf-Erkrankungen. Die Ablagerungen verhindern eine ausreichende Sauerstoffversorgung unseres Herzens.

- **Indikator für das biologische Alter:** Während das chronologische Alter die Anzahl der Lebensjahre angibt, zeigt das biologische Alter, wie alt unser Körper ist. Gesunde Gefäße sind ein Zeichen dafür, dass der Körper im biologischen Sinne jünger ist, unabhängig von der tatsächlichen Anzahl der Lebensjahre. In der Wissenschaft beschäftigen sich zahlreiche Studien damit, wie präventiv auf die Gefäßgesundheit eingewirkt werden kann, unter anderem sorgen Ernährung und ausreichend Bewegung für geschmeidige Gefäße.

Hierzu eine kleine Anekdote. Vor etwa 40 Jahren hatte ich (Ingo) die großartige Gelegenheit, für eine gewisse Zeit in Peking an der Sportuniversität zu lehren und zu lernen. Damals begleitete ich auch einen chinesischen Kardiologen, der nach den Kriterien der traditionellen chinesischen Medizin agierte und behandelte. Es war ein Chinese, wie er häufig abgebildet ist, mit einer langen grauen Kutte, zusammengebundenen schwarzen Haaren und einem kleinen, aber sehr gepflegten Kinnbart, der fast bis zur Brust reichte.

An einem ganz besonderen Tag war ich mit ihm gemeinsam in einer Sprechstunde und immer, wenn eine Person neu in sein Sprechzimmer kam, gab er dieser Person die Hand und fasste ihr sowohl an das rechte als auch an das linke Ohrläppchen. Kurz verharrte er dort und dann setzt er sich in seinen Stuhl und begann mit seiner Sprechstunde. Als diese beendet war, musste ich ihn natürlich fragen, was er damit bezweckt hatte, dass er den Menschen an das Ohrläppchen fasst. Und er sagte (das werde ich nie vergessen): »An der Weichheit und Flexibilität des Ohrläppchen erkenne ich, ob die Gefäße des Menschen noch jung und elastisch sind oder ob sich erste Krankheitszeichen einer Arteriosklerose zeigen.«

Im westlichen Medizinsystem ist so etwas natürlich undenkbar und wahrscheinlich würden die meisten Kardiologen darüber die Nase rümpfen. Dennoch habe ich für mich damals daraus geschlossen, dass Veränderungen an den Gefäßen sich offensichtlich bereits äußerlich durch Veränderungen in Geweben abbilden. Mangels hochkarätiger und teurer Gerätschaften mussten die Ärzte sich damals anders helfen und gerade die traditionelle chinesische Medizin war immer vorbeugend und präventiv ausgelegt. Insofern ist es nicht verwunderlich, dass natürliche Gefäßveränderungen sich nicht nur im Inneren des Körpers, sondern auch an den äußeren Hüllen und an unserer Haut zeigen. Einfach mal hinschauen und früh versuchen, erste Anzeichen von Veränderung festzustellen, ist wahrscheinlich die beste vorbeugende Maßnahme für gesunde Gefäße. So ein Ohrläppchen weiß wahrscheinlich Geschichten zu erzählen.

Das mögen unsere Gefäße nicht

Es gibt mehrere Faktoren, die zu einer vorzeitigen Alterung der Gefäße führen können. Dazu gehören beispielsweise diese:

- **Cholesterin:** Bei Gefäßerkrankungen wird häufig unser Cholesterinwert untersucht. Dabei steht der Wert der Low-Density-Lipoproteine (LDL) im Vordergrund. Studien zeigten auf, dass die Höhe des LDL-Wertes mit dem Risiko eines Herzinfarktes und der Sterblichkeit durch eine Herz-Kreislauf-Erkrankung in direktem Zusammenhang steht. LDL werden für den Aufbau von Plaques, also Gefäßverkalkungen, verantwortlich gemacht. Plaques fördern Entzündungen, die die Wände unserer Gefäße schädigen. Unser Körper versucht, diese kleinen Verletzungen durch Blutplättchen zu reparieren, was aber die Gefäßwände verdickt und starrer macht. Die gebildeten Ablagerungen sind anfällig dafür einzureißen, was Blutgerinnsel fördert, die ein ohnehin schon verdicktes Gefäß gänzlich verstopfen.

- **Rauchen:** Männer, aufgepasst! Mit 23,2 Prozent rauchen Männer deutlich häufiger als Frauen (17 Prozent). Nikotin und andere Chemikalien im Zigarettenrauch schädigen die Innenwände der Arterien und führen zu Ablagerungen, die die Gefäße verengen. Lassen wir unsere Finger von Zigaretten, sorgen wir für einen großen Fortschritt für unsere Gesundheit. Stoppen wir mit dem Rauchen, sinkt unser Risiko, an einem Herzinfarkt zu sterben, innerhalb von fünf Jahren bereits um die Hälfte. Verzichten wir ab einem Alter von 60 Jahren auf Zigaretten, verlängert sich unser Leben laut Statistik um drei Jahre, ab 50 um sechs und ab 40 um durchschnittlich neun Lebensjahre. Außerdem ist das Risiko für einen plötzlichen Herztod höher als bei Nichtrauchern.

DIE LÖSUNG

Die Aufnahme von pflanzlichen statt tierischen Fetten ist für das Herz-Kreislauf-System entlastend. Weiterhin stellen der Konsum von Alkohol sowie Übergewicht einen Risikofaktor dar. Achtung! Ein erhöhter LDL-Wert kann in manchen Fällen auch auf eine genetische Komponente zurückgeführt werden. Ein Gendefekt sorgt dafür, dass wir keine LDL-Rezeptoren besitzen, die den Abbau der Low-Density-Lipoproteine fördert. Dies betrifft glücklicherweise aber nur einen von 300 Menschen.

Bewegung bringt das Blut in Schwung

Wie wichtig Bewegung für unsere Gesamtgesundheit ist, wurde schon in zahlreichen Studien nachgewiesen. Wir können davon ausgehen, dass ausreichend Bewegung zu einer Reduktion der Gesamtmortalität um 22 bis 34 Prozent und zu einer Abnahme von kardiovaskulären Erkrankungen um 27 bis 35 Prozent führt. Sport tut unseren Gefäßen also offensichtlich gut. Was passiert im Körper, wenn ich mich regelmäßig bewege?

Schon im Ruhezustand fließen pro Minute vier bis fünf Liter Blut durch unseren Körper. Durch gezieltes Ausdauertraining erhöhen wir die Gesamtmenge unseres Blutes im Körper und beschleunigen den Blutfluss. Die Zunahme des Blutvolumens und der Fließgeschwindigkeit sorgen dafür, dass unter anderem Hirn und Herz besser mit Sauerstoff versorgt werden. Wir werden produktiver und beugen Herz-Kreislauf-Erkrankungen vor, die durch eine Minderversorgung des Herzens mit Sauerstoff entstehen.

Bewegung sorgt außerdem dafür, dass unser Körper gerinnungsförderliche Enzyme ab- und gerinnungsauflösende Stoffe aufbaut. So nimmt beispielsweise die Zahl der Fibrinogene ab, die zur Blutgerinnung beitragen. Plasminogenaktivatoren, körpereigene Enzyme, die den Körper dabei unterstützt, Blutgerinnsel aufzulösen, nehmen zu. Auch die Elastizität unserer Gefäße wird durch Ausdauersport gefördert und beugt Arteriosklerose vor. Im Alterungsprozess verdicken sich unsere Gefäßwände, Bewegung steigert den Arteriendurchmesser.

BEWEGUNGSEMPFEHLUNG DER WHO

- 150 Minuten (z. B: 5 × 30 Minuten) pro Woche moderate (aerobe) körperliche Aktivität oder

- 75 Minuten pro Woche hohe intensive (aerobe) körperliche Aktivität oder
- eine äquivalente Kombination aus moderater und intensiver Aktivität.

Die Aktivität sollte in Einheiten mit einer Dauer von jeweils mindestens zehn Minuten durchgeführt werden. Insbesondere ein ruhiges und moderates Ausdauertraining ist die beste Prävention für gesunde Gefäße. Dabei gilt: je länger, desto besser. Moderat bedeutet in diesem Zusammenhang, dass wir immer mit ausreichend Sauerstoff versorgt sind und in ruhigem Zustand mindestens 30, besser sogar 45 Minuten unsere Ausdauer trainieren.

Zudem sollten muskelstärkende Aktivitäten unter Einbeziehung der großen Muskelgruppen an zwei oder mehr Tagen in der Woche durchgeführt werden (WHO 2010). Es wird daher unterschieden zwischen empfohlener »Ausdaueraktivität« und »Muskelkräftigungsaktivität«.

SO HALTEN WIR UNSERE GEFÄSSE JUNG

Es gibt viele Maßnahmen, die wir ergreifen können, um unsere Gefäße gesund und elastisch zu halten. Dabei handelt es sich größtenteils um langfristige Gewohnheiten, die unsere Lebensqualität erheblich steigern können.

- **Gesunde Ernährung:** Eine ausgewogene Ernährung, die reich an Ballaststoffen, Obst, Gemüse, gesunden Fetten (zum Beispiel aus Fisch oder Olivenöl) und Vollkornprodukten ist, kann die Gefäße schützen. Besonders vorteilhaft ist die mediterrane Diät, die nachweislich das Herz-Kreislauf-System unterstützt.
- **Stressmanagement:** Ruhig Blut. Chronischer Stress führt zu einer erhöhten Ausschüttung von Stresshormonen wie

beispielsweise Adrenalin, die den Blutdruck erhöhen und die Gefäßgesundheit beeinträchtigen. Ein dauerhaft hoher Blutdruck sorgt für eine anhaltend veränderte Blutgerinnung, die Verstopfungen begünstigt. Entspannungsmethoden wie Yoga, Meditation oder Atemübungen helfen, den Stresspegel zu senken.

- **Geschlechtsunterschied:** Die Gesundheit unseres Herzens ist nicht unwesentlich vom Geschlecht abhängig. Männliche Herzen schlagen langsamer, aber stärker als das Herz vom weiblichen Geschlecht. Außerdem können sich die Symptome eines Herzinfarkts bei einem Mann anders äußern als bei einer Frau. Stechen in der Brust, Engegefühl, Übelkeit und kalter Schweiß können beispielsweise einen Infarkt andeuten. Beim weiblichen Geschlecht ist ein Infarkt in manchen Fällen weniger deutlich als bei Männern. Die Chance, einen Herzinfarkt nicht zu überleben, ist bei Frauen zwischen 33 und 50 Prozent höher als bei Männern. Dies ist auf die längere Lebensdauer und die weniger auffällig verlaufenden Herzinfarkte zurückzuführen.
- **Früherkennung** und regelmäßige medizinische Überwachung sind entscheidend, um Gefäßerkrankungen vorzubeugen. Mit zunehmendem Alter sollte jeder Mann darauf achten, seine Herz-Kreislauf-Gesundheit regelmäßig überprüfen zu lassen. Ab dem 40. Lebensjahr sollten Männer regelmäßig ihre Blutwerte, Blutdruck und Herzgesundheit kontrollieren lassen. Auch Ultraschalluntersuchungen der Hals- und Beinarterien können Aufschluss über den Zustand der Gefäße geben.
- **Medikamentöse Unterstützung:** In einigen Fällen kann es notwendig sein, Medikamente zur Regulierung von Blutdruck oder Cholesterin einzunehmen, um das Risiko für Arteriosklerose zu minimieren.

Der Weg zu jungen Gefäßen führt über den Lebensstil

Die Aussage »Der Mann ist so jung wie seine Gefäße« unterstreicht die Bedeutung der Gefäßgesundheit für das allgemeine Wohlbefinden und die Lebensqualität. Männer, die frühzeitig in ihre Gefäßgesundheit investieren – durch eine ausgewogene Ernährung, regelmäßige Bewegung und den Verzicht auf schädliche Gewohnheiten wie Rauchen –, können ihre biologische Uhr verlangsamen und die Risiken für Herz-Kreislauf-Erkrankungen erheblich senken.

AUF EIN WORT NOCH: PROSTATA!

Der Begriff »Prostata« schwebt über den Männern wie das berühmte Schwert. Viele wollen sich nicht damit auseinandersetzen, andere ignorieren eine schwelende Gefahr, weitere geben sich entspannt frei nach dem Motto »Mich wird es schon nicht treffen«. Was nicht stimmt. Denn im höheren Alter macht die Prostata bei fast jedem Stress, vieles ist eher harmlos und gut zu behandeln. Aber auch das Risiko, dass doch was Schlimmeres passiert, ist da. Denn was das Thema Krebs angeht, ist die Prostata die Problemzone des Mannes.

Was macht die Prostata?

Die Prostata, auch Vorsteherdrüse genannt, ist eine etwa vier Zentimeter große walnussförmige Drüse. Sie sitzt direkt unterhalb der Harnblase und umschließt dort ringförmig die Harnröhre, die den Urin von der Blase durch die Prostata und den Penis bis zur Eichel leitet. An der Rückseite grenzt sie an den Enddarm.

Bei einem 20-jährigen Mann wiegt die Prostata etwa 20 Gramm. Ihr Gewicht nimmt im Laufe des Lebens zu und kann auf über 100 Gramm anwachsen. Zusammen mit den Hoden gehört die Prostata zu den Fortpflanzungsorganen des Mannes.

Die Hauptfunktion der Prostata besteht darin, einen Teil der Samenflüssigkeit zu produzieren, die die Samenzellen (Spermien) transportiert. Diese Flüssigkeit ist für die Beweglichkeit der Spermien und somit für ihre Befruchtungsfähigkeit wichtig. Ein weiterer Teil der Samenflüssigkeit wird in den beiden Samenblasen produziert, die außen auf der Prostata liegen. Im Bereich der Prostata laufen Harn- und Samenwege zusammen.

Wachstum und Funktion der Prostata werden vom männlichen Geschlechtshormon Testosteron gesteuert, das hauptsächlich in den Hoden gebildet wird. Ohne die Stimulation durch das Hormon bleibt die Drüse unterentwickelt und bildet kein Sekret.

Die Tatsache, dass die Prostata dem Einfluss von Testosteron unterliegt, kann zur Behandlung von Prostatakrebs genutzt werden.

Die häufigsten Erkrankungen der Prostata

Prostataentzündung Etwa die Hälfte aller Männer ist im Laufe ihres Lebens einmal von einer Prostataentzündung betroffen. Selten sind es Bakterien, die sie auslösen, viel häufiger sind Chlamydien oder Mykoplasmen dafür verantwortlich, die zu einer »chronischen abakteriellen Prostataentzündung« führen. Sie kann mit oder ohne Entzündungszeichen einhergehen. Häufig spielen auch muskuläre Funktionsstörungen eine Rolle. Oft lässt sich keine eindeutige Ursache dieser Erkrankung feststellen, auch psychosomatische Ursachen sind möglich.

Gutartige Prostatavergrößerung Etwa ab dem 40. Lebensjahr führen altersbedingte Veränderungen im männlichen Hormonhaushalt zu einem langsamen Wachstum der Prostata, das anfänglich meist ohne Symptome verläuft. Ab einer bestimmten Größe kann die Prostata die Harnröhre aber so verengen, dass Probleme beim Wasserlassen auftreten. Nahezu jeder zweite Mann über 50 ist betroffen.

Symptome sind häufiges und verzögertes Wasserlassen, abgeschwächter Harnstrahl, Nachtröpfeln, Restharngefühl durch unvollständige Blasenentleerung, plötzlicher Harndrang und nächtliches Wasserlassen.

Trotz einhergehender Einschränkungen in der Lebensqualität verschweigen viele Männer diese Probleme. Bleiben die Symptome zu lange unbehandelt, kann es zu Schädigungen der Harnblase und der Nieren, zu Harnwegsinfekten, Entzündungen der Prostata oder akutem Harnverhalt kommen.

Prostatakrebs Im Jahr 2022 erkrankten weltweit 10 311 610 Männer an Krebs. Das Risiko, vor dem Alter von 75 Jahren an Krebs zu erkranken, lag damit bei 21,8 Prozent.

Bei etwa einem Viertel aller Krebsneuerkrankungen bei Männern handelt es sich hierzulande um Prostatakrebs, das sind rund 65 000 Männer in Deutschland, wobei ein höheres Alter als größter Risikofaktor gilt. So sind Männer unter 50 Jahren eher selten betroffen.

Mit insgesamt fast 16 000 Todesfällen liegen die Todesfallzahlen für Prostatakrebs dennoch weit hinter Lungenkrebs bei Männern. An dieser Krebsart verstarben etwas mehr als 27 000. Im Jahr 2020 betrug die Erkrankungsrate in Deutschland 97,4 pro 100 000 Einwohner. Das Risiko für einen 35-jährigen Mann, in den nächsten zehn Jahren zu erkranken, liegt unter 0,1 Prozent. Bei einem 75-jährigen Mann sind es schon sieben Prozent.

Mit einer Fünf-Jahres-Überlebensrate von 75 Prozent sind die Heilungschancen jedoch sehr gut - vorausgesetzt, die Erkrankung wird früh genug diagnostiziert. Etwa zwei Drittel der Tumoren werden in einem frühen Stadium entdeckt.

Die Ursachen sind im Wesentlichen unbekannt. Relevante Faktoren sind vor allem das Alter und das männliche Hormon Testosteron, da der Tumor hormonabhängig wächst. Eine familiäre Häufung des Prostatakrebses ist inzwischen als Risikofaktor belegt. Zudem scheinen chronische Entzündungen der Prostata und sexuell übertragbare Erkrankungen das Risiko für Prostatakrebs zu erhöhen. Einflüsse durch starken Alkoholkonsum, durch tierische Fette oder erhöhten Fleischkonsum werden vermutet. Normalgewicht und ausreichende Bewegung könnten das Risiko für einen Prostatakrebs verringern.

In den meisten Fällen wächst der Tumor dabei in der äußeren Zone der Prostata, während Tumore in der zentralen Zone eher selten auftreten. In etwa 95 Prozent der Fälle handelt es sich um ein Adenokarzinom - also um einen Tumor, der aus den Drüsenzellen der Prostata entstanden ist.

Prostatakrebs verursacht zunächst keine Symptome.

Der Mann und seine Prostata

Mit dem letzten Satz im letzten Abschnitt beginnt das Problem. Denn weil die Prostata zunächst keine Probleme bereitet, ist das unter anderem ein Grund dafür, warum Männer nicht zur Vorsorge gehen. Der Krebs wächst meist langsam und unbemerkt. Wenn aber zum Beispiel Probleme beim Wasserlassen auftauchen, kann es sein, dass der Krebs schon weiter fortgeschritten ist. Dann ist er zwar immer noch behandelbar, aber vielleicht nicht mehr heilbar. Es gibt in Deutschland kein

Screeningprogramm für Prostatakrebs und damit auch keine Einladung per Post oder Mail. Und somit existiert auch keine Erinnerungshilfe.

Ein weiterer Punkt, warum Männer den Weg zum Urologen scheuen könnten, ist, dass vielfach zu lesen ist, die empfohlene Tastuntersuchung könne Krebs nicht zuverlässig erkennen. Warum also sollte man sie durchführen lassen? Und typisch Mann: Auch ist die Angst vor einer positiven Diagnose mit ein Grund, nicht zu handeln. Eigentlich paradox. Aber durch die schon öfter skizzierten typischen männlichen Verhaltensweisen auch wieder verständlich. Die Angst, nicht zu funktionieren, die Männlichkeit infrage stellen zu müssen, ist größer als die Chance, frühzeitig dem Krebs von der Schippe zu springen. Außerdem ist es oft der Respekt vor der Untersuchung selbst, der die Männer zögern lässt. Tastuntersuchung, Blut abnehmen, Messungen der Strahlstärke, Ultraschall von innen und außen. Das klingt stark nach Eingriff in die körperliche Privatsphäre und nach einem schmerzhaften Prozess.

Ist es aber nicht, liebe Männer, die es noch nicht gemacht haben. Und es beruhigt in den meisten Fällen doch, wenn alles in Ordnung ist. Tun Sie einfach so, als ob Sie Ihr Auto in die Werkstatt bringen. Vielleicht hilft das als gedankliche Umsetzung.

Auf ein Letztes: Der PSA-Test

In der Prostata wird neben der Samenflüssigkeit eine Substanz namens PSA, kurz für prostataspezifisches Antigen, gebildet. Sie ist nicht nur in der Samenflüssigkeit, sondern auch im Blut nachweisbar. PSA spielt vielfach eine Rolle bei der Früherkennung von Prostatakrebs, da bei Prostatakrebs der PSA-Blutwert erhöht sein kann. Die Tumore schleusen PSA quasi ins Blut. Je höher der Wert, der mit dem Alter ohnehin zunimmt, desto höher das Risiko, dass gerade ein Tumor in der Prostata wächst. Doch ob der Wert allein als Indiz für Krebs eindeutig ist, ist seit Jahren umstritten.

Der Test auf PSA wird von der Krankenkasse nicht generell übernommen und kostet den Patienten 25 bis 35 Euro. Nur wenn ein konkreter Verdacht auf Krebs vorliegt, etwa nach einer Tastuntersuchung, ist der Test kostenlos.

Es gibt nämlich, einfach ausgedrückt, einen »Niedrig-Risiko-Prostatakrebs«. Dieser wächst sehr langsam und kann überwacht werden. Die sogenannte ProtecT-Studie hat drei Möglichkeiten verglichen: aktive Überwachung, äußere Strahlentherapie und Entfernung der Prostata. An dieser Studie nahmen 1643 Männer im Alter von 50 bis 69 Jahren teil, die bereit waren, sich zufällig zu einer der drei Behandlungsgruppen zuteilen zu lassen. Etwa zwei Drittel von ihnen hatten Niedrig-Risiko-Prostatakrebs. Die Behandlungsergebnisse wurden durchschnittlich über zehn Jahre erfasst und am Ende der Studie miteinander verglichen. Im Ergebnis zeigte sich über einen Zeitraum von zehn Jahren:

- kein Unterschied in der Sterblichkeit zwischen aktiver Überwachung, Strahlentherapie und Prostataentfernung,
- ein etwas höheres Risiko für Metastasen bei Männern, die aktiv beobachtet wurden,
- ein deutlich größeres Risiko für ungewollten Harnabgang (Harninkontinenz) bei Männern, die operiert wurden,
- ein deutlich größeres Risiko für Erektionsstörungen bei Männern, die bestrahlt oder operiert wurden (bei der Bestrahlung vor allem in den ersten sechs Monaten nach der Therapie),
- ein etwas größeres Risiko für ungewollten Stuhlabgang (Stuhlinkontinenz) bei Männern, die bestrahlt wurden.

Natürlich ist das nur eine Untersuchung. Die zeigt aber, dass es nicht nur einen Weg gibt. Andere Studien werteten Daten von rund 400 000 Männern aus, von denen sich die Hälfte im Alter von 50 bis 69 Jahren einem einzelnen PSA-Test unterzogen haben. Festgestellt wurde, dass nach 15 Jahren knapp sieben von 1000 Männern an Prostatakrebs verstorben waren, in der Kontrollgruppe ohne Test waren es knapp acht. Zusätzlich führte der Test zu vielen Überdiagnosen.

Zur Wahrheit gehört aber auch, dass PSA-Untersuchungen die Todesfallrate durch Prostatakrebs um 22 Prozent senken können, wie weitere Studien zeigen.

Sie sehen, Information ist das Wichtigste in diesem Fall. Und ein Arzt, dem Sie vertrauen. Sprechen Sie darüber, auch über Ihre Ängste. Holen Sie sich eine Zweitmeinung, wenn Sie unsicher sind. Vor allem, wenn es um eine Operation geht. Denn die Risikofaktoren sind Harninkontinenz und Erektionsstörungen, trotz neuer OP-Techniken und verbesserten Verfahren.

AUSNAHMEN BESTÄTIGEN DIE REGEL: WENN DIE LUST NACHLÄSST

Erstaunlicherweise werden Männer ganz im Gegensatz zu ihrer sonstigen Strategie bei einem Thema extrem hellhörig und sensibel: wenn es um Sex und ihren Penis geht. Da wird am ehesten ein Gang zum Arzt in Betracht gezogen. Denn der sollte funktionieren. Und damit greift auch wieder das Erklärungsmodell Männer. Denn was nicht funktioniert, soll heile gemacht werden. Reparaturmedizin statt Vorsorge!

Zeig mir deinen Penis und ich sage dir, wie krank du bist

Ein Penis, der top in Schuss ist, ist für das Männlichkeitsempfinden von großer Bedeutung. Klappt es mal nicht, ist die Stimmung im Keller. Wiederkehrende Potenzstörungen sind für Betroffene ein enorm belastendes Phänomen. Die sogenannte erektile Dysfunktion lässt den Penis nicht mehr ausreichend oder lange genug steif werden. Im Alter steigt die Häufigkeit dieses Problems. Jeder fünfte Mann zwischen 50 und 59 leidet an Potenzstörungen, bei den 60- bis 69-Jährigen ist es schon jeder dritte. Und das liegt in den meisten Fällen nicht an der Psyche. »90 Prozent der Probleme sind organischer Natur«, sagt Prof. Dr. Frank Sommer. Psychische Probleme sind eher eine Folge der erektilen Dysfunktion. Ein Bespiel, wie ein Arztbesuch helfen kann: Ein Mann kommt zu seinem Hausarzt und berichtet von seinem Problem: Die Untersuchung führt zu einem Befund. Es ist eine Gefäßproblematik, die die erektile Dysfunktion ausgelöst hat. Dieser Befund könnte dann auf eine generelle Gefäßerkrankung hinweisen und im besten Fall durch die Behandlung einem Schlaganfall oder Herzinfarkt vorbeugen. Weitere Gründe für Probleme mit der Lust können auch an einem Testosteronmangel liegen. Außerdem kommen zusätzliche Einflussfaktoren wie eine schwache Potenzmuskulatur, Diabetes, Medikamente wie Psychopharmaka oder Antihistaminika, ein hoher Cholesterinwert, Rauchen und Alkoholmissbrauch in Betracht.

Glaubt man Experten, muss heute kein Mann mehr an Potenzproblemen leiden. Wer sich aber nicht therapieren lassen will, riskiert ein dreimal höheres Risiko, an einer Depression zu erkranken. Und das macht Behandlungen vielfach schwieriger und langwieriger. Also sind die schon skizzierten Vorsorgeuntersuchungen im Idealfall auch eine Vorbeugung vor

Potenzproblemen. Und was auch für viele andere Aspekte der Männergesundheit gilt, ist auch für die Libido entscheidend. Wer sich viel bewegt, nicht raucht, wenig Alkohol trinkt und sich gesund ernährt, ist nicht nur weniger von Potenzproblemen betroffen, sondern hat auch eine bessere Spermienqualität. Auch können spezielle Übungen für die Potenzmuskulatur die Durchblutung verbessern.

Spezielle Therapieempfehlungen sind wegen der komplexen Struktur der Problematik schwierig und können nur mit Ihrer Ärztin oder Ihrem Arzt erarbeitet werden. Das gilt auch für das Thema Viagra, Testosteronsubstitution und andere Medikamente, die kurzfristig oder begleitend eingesetzt werden können. Hier wird versucht, Neurotransmitter wie Serotonin oder Dopamin zu beeinflussen, um den Wunsch nach Sexualität bei fehlender Libido zu steigern. Über allem aber steht unsere Psyche. Für Ärzte wie Prof. Dr. Sommer ist das Gehirn das wichtigste Organ, das wir Menschen haben. Es kann über positive Botschaften viel beeinflussen. Und damit auch die Teile des Körpers, die dem Mann so wichtig sind.

Der Beckenboden ist nicht nur was für Frauen

Dass Frauen ihren Beckenboden trainieren, ist weitläufig bekannt. Gerade nach einer Geburt, aber nicht nur, kann es zu Problemen mit Inkontinenz kommen. Der Beckenboden kann aber auch beim Mann wichtig werden. Nicht nur, wenn zum Beispiel nach einer Prostataoperation ein wichtiger Stützpfeiler im Gewebe fehlt, der für die Harnkontinenz wichtig ist. In diesem Fall *sollte* er trainiert werden, aber auch ganz grundsätzlich *kann* er trainiert werden. Denn die Muskelplatte im Beckenbereich ist nicht nur für Kontinenz und

Sexualität wichtig, sondern auch für die gesamte Stabilität. Davon ist Prof. Dr. Frank Sommer als Experte überzeugt. So können unter anderem Rückenschmerzen oder Bandscheibenvorfälle auch von einem schlecht trainierten Beckenboden kommen. Aber nicht nur das. Es gibt anscheinend einen direkten Zusammenhang zur Erektionsfähigkeit. Denn die Dauer einer Erektion ist auch von der Muskulatur im Beckenboden abhängig. Eine mögliche Erklärung für eine verringerte Libido könnte also am Ende auch mit dem Beckenboden zusammenhängen.

Da die innen liegenden Muskeln des Beckenbodens im Gegensatz zur Muskulatur im Penis bewusst angesteuert werden können, kann man sie gut trainieren. Aber wie? Gar nicht so einfach. Das größte Problem ist, dass man herausfinden muss, wie man ihn ansteuert. Weitere Informationen gibt es sicher bei Ihrem Urologen. Aber hier schon einmal eine gute Übung:

Legen Sie sich auf den Rücken, winkeln Sie die Beine an, sodass sie nahe am Gesäß stehen. Heben Sie nun das Gesäß nach oben. Wenn Oberschenkel und Oberkörper eine gerade Linie bilden, haben Sie alles richtig gemacht! (Siehe Übung »Brücke« Seite 231).

Die Ernährung

WIE MACHE ICH ES RICHTIG? DER UMSATZ. EINE BILANZ

Die Mutter aller Empfehlungen für das erfolgreiche Reduzieren von Gewicht ist und bleibt immer noch: »Nie mehr essen, als der Körper an Energie benötigt«. So simpel und dennoch schwer.

Denn dafür braucht es präzise Informationen, nämlich wie viel Energie der eigene Körper benötigt und wie ich die Energie berechne, die ich zu mir nehme. Das ist gar nicht so leicht. Deshalb machen wir einen kleinen Ausflug in die Welt der Energie.

Um seine Funktionen aufrechtzuerhalten, benötigt der Körper vor allem Energie. Hierfür sind die Hauptnährstoffe besonders wichtig. Denn sie liefern diese Energie. Sie werden im Verdauungstrakt aufgespalten und von da aus über das Blut in die Zellen transportiert, wo sie dann genutzt werden.

Der Energiegehalt von Kohlenhydraten, Fetten und Eiweißen wird in Kalorien gemessen. Und schon sind wir beim ersten Fallstrick der Ernährung. Denn diese sogenannten Makronährstoffe haben eine unterschiedliche Bilanz. Ein Gramm Fett zum Beispiel liefert doppelt so viele Kalorien wie die gleiche Menge Kohlenhydrate oder Eiweiß:

1 g Fett = 9 kcal
1 g Kohlenhydrate = 4 kcal
1 g Eiweiß = 4 kcal

Die gute Nachricht: Das ist erst einmal nicht schlimm. Denn der Körper verbraucht auch eine Menge Kalorien bei der täglichen Arbeit. Und zwar ohne dass wir uns bewegen. Nur so. Das nennt man Grundumsatz. Der durchschnittliche Grundumsatz beträgt üblicherweise 1 Kilokalorie (kcal) pro Kilogramm Körpergewicht pro Stunde bei Frauen und 1,1 kcal bei Männern und variiert nach Alter, Größe und auch Körperzusammensetzung. Bei mir, 88 Kilogramm schwer, sind es circa 2000 kcal. Das ist schon mal was. Der Grundumsatz fällt immer an. Für die Aufrechterhaltung der Körpertemperatur und des Grundstoffwechsels. Denn das Gehirn, die Leber und das Herz verbrauchen immer. Übrigens auch die Muskulatur. Sie allein benötigt 25 Prozent der gesamten Energie des Grundumsatzes. Deshalb wird noch mal klar, dass unsere Muskulatur für die Verbrennung von Energie eine große Rolle spielt. Mit mehr Muskulatur kann der Grundumsatz gesteigert werden. Einer der Gründe, warum der Aufbau von Muskulatur auch bei der Gewichtsreduktion eine große Rolle spielt. Nämlich als zusätzlicher Energiefresser.

Zum Grundumsatz kommt dann noch der Leistungsumsatz dazu. Darunter fällt alles, was dann obendrauf gepackt wird. Meist in Form von Bewegung, aber auch durch Wachstum bei Kindern oder Verdauungstätigkeit. Der Grundumsatz nimmt mit dem Alter wegen der meist schwindenden Muskulatur ab. Leider passen wir unsere Ernährung nicht dementsprechend an. Oder bauen Muskulatur auf. Immer vom Durchschnitt ausgehend, ergibt sich ein ungefähres Bild der maximalen Energiezufuhr (inklusive Grundumsatz) für Menschen mit einer leichten körperlichen Tätigkeit.

Durchschnittliche Energiezufuhr am Tag

Alter	**Männer**	**Frauen**
15-19 Jahre	3100 kcal	2500 kcal
20-25 Jahre	3000 kcal	2400 kcal
26-50 Jahre	2900 kcal	2300 kcal
51-64 Jahre	2500 kcal	2000 kcal
über 65	2300 kcal	1800 kcal

Dazu addiert werden zusätzliche sportliche Aktivitäten (45 Minuten Joggen: circa 500 kcal) oder ein Faktor für schwere körperliche Arbeit (bis zu 1000 kcal).

Sie sehen, es ist eigentlich gar nicht so schwer, seine Energiebilanz im Griff zu behalten, wenn man weiß, was man am Tag so umsetzt. Sie sollten also Ihren Grundumsatz kennen und mit zusätzlicher Bewegung hoffentlich ein bisschen was draufsatteln. Dann haben Sie einen Puffer. Denn es ist schon erschreckend, wie schnell wir unsere Energiebilanz zerstören können. Nur ein kleines Beispiel. Der Gang mittags zu einem großen Burger-Bräter mit einem Royal TS, großer Pommes, Ketchup, Mayo und großer Cola schlägt mit 1500 kcal zu Buche. Achtung: In dieser Summe ist Ihr Frühstück und auch Ihr Abendessen noch nicht dabei. Und auch noch kein zusätzliches Getränk. Nicht die große Apfelschorle, der feine Latte macchiato, das leckere Pils und die zwei Gläser Wein. Und auch nicht das, was so zwischendurch noch vom Bäcker oder aus der Süßigkeitentüte dazukommt. Und erst recht nicht die Nüsse und die Chips beim Fernsehen. Nur so viel: 100 Gramm Nüsse und 100 Gramm Chips bringen noch mal 1000 kcal. Das Stück Pizza aus der Tiefkühltruhe 600 bis 800 kcal. Es geht also verdammt schnell, dass der Kalorienpuffer aufgebraucht ist. Damit wird klar, dass wir durch das Weglassen einiger lieb gewonnener »Zwischendurchs« einiges an unserer Bilanz verändern können. Und außerdem lässt sich schon erahnen: Nicht nur vermeintliche ungesunde, sondern auch gesunde Lebensmittel haben einen Brennwert. Viel Gesundes kann also genauso dick machen, wie wenig Gesundes dünn. Die Chance auf Kilozuwachs ist zwar deutlich höher durch den hohen kalorischen Anteil. Aber bleibt es bei meinem Fast-Food-Restaurant-Besuch und ich sündige sonst nur wenig, ist auch alles in Ordnung. Wenn man damit leben kann. Am Ende des Tages entscheidet die Energiebilanz über das Plus und Minus auf der Waage.

DIE RICHTIGEN BAUSTEINE DER ERNÄHRUNG

Bei diesem Thema denke ich (Peter) sofort an meine Oma. Die war ein Klassiker. In jeder Beziehung. Umkommen lassen ging gar nicht. Dann lieber mitnehmen. Den Kaffee vom Morgen kalt im Einmachglas für den Tag. Und wenn sie für uns Kinder gekocht hatte, gab es beim Befüllen des Tellers die Standardfrage. »Noch eine Kartoffel?« Unsere Antwort war auch Standard und eigentlich egal. Denn auf die Antwort »Nein, danke« legte sie immer noch eine Kartoffel nach. So war das eben. Satt und viel war wichtig. Erst dann war meine Oma zufrieden.

Heute ist das alles nicht mehr so einfach. Was ist eigentlich, ganz unabhängig von den Diäten, die in den meisten Fällen eher Fehler beseitigen sollen, eine richtige Ernährung? Auf der einen Seite stehen klare Aussagen zum Verhältnis und der Zusammensetzung der Nahrung, die benötigt wird. Auf der anderen Seite ist nicht jeder Körper gleich. Und natürlich braucht ein Hochleistungssportler eine andere Zusammensetzung an

Nährstoffen als der Finanzbeamte im Innendienst. Wenn er nicht gerade in der Freizeit zum Sportler mutiert. Die Stichworte sind hierfür Energiehaushalt und Umsatz.

Ganz grundsätzlich setzt sich unsere Nahrung aus bestimmten Bausteinen zusammen. Das sind neben den Kohlenhydraten, den Fetten, den Eiweißen, also den Makronährstoffen, auch Vitamine, Mineralien, Spurenelemente, Ballaststoffe und sekundäre Pflanzenstoffe.

Da die großen Nährstoffgruppen den Löwenanteil der Bausteine ausmachen, wollen wir kurz klären, warum sie so wichtig sind.

Kohlenhydrate

Kohlenhydrate sind neben Fetten die wichtigsten Energielieferanten. Sie sind sozusagen der Mastersprit des Organismus. Vor allem versorgen sie Muskulatur und Gehirn. Kohlenhydrate bestehen aus Zuckermolekülen. Sie kommen in einfacher Form vor, zum Beispiel als Traubenzucker in Süßigkeiten oder als Fruchtzucker in Obst. Die hochwertigeren findet man in komplexer Form, zum Beispiel als Stärke in Kartoffeln, Nudeln, Reis und Brot. Getreideprodukte sind außerdem ballaststoffreich. Andere enthalten Vitamine, Mineralstoffe und sekundäre Pflanzenstoffe.

Kohlenhydrate haben zu Unrecht einen schlechten Ruf. Denn sie liefern wichtige Ballaststoffe und sorgen für Energie. Wenn sie nicht gerade die falschen in Form von Kuchen und Keksen oder Süßigkeiten, Chips oder zuckerhaltigen Getränke zu sich nehmen. Auch wenn es grausam klingt: Ohne Kohlenhydrate frisst sich der Körper auf die Dauer selbst auf, um die Versorgung des Nervensystems zu gewährleisten. Das gilt auch für die Muskulatur. Sie kennen die Bilder von dürren Models oder Marathonläufern. Das kommt vom Muskelfraß. Das will doch keiner, oder?!

Vier Fünftel des Kohlenhydratbedarfs sollten durch stärke- und ballaststoffhaltige Lebensmittel wie Obst, Gemüse, Hülsenfrüchte, Kartoffeln und Getreideprodukte (Brot, Reis, Nudeln) – am besten in Vollkornqualität – gedeckt werden. Der Körper nimmt diese Vielfachzucker langsamer auf und das Sättigungsgefühl hält dadurch länger an. Zudem sind diese Lebensmittel auch reich an Vitaminen und Mineralstoffen.

Höchstens ein Fünftel des gesamten Tagesbedarfs sollte in Form von Zucker (Haushaltszucker oder Süßwaren) zugeführt werden. Der Anteil der Kohlenhydrate an der Nahrung sollte etwa bei 50 Prozent liegen. Kohlenhydrate lassen sich nur begrenzt speichern und müssen nachgefüllt werden. Selbst bei Sportlern halten die Speicher nur 90 bis 120 Minuten.

Fette

Fette sind eine wichtige Energiequelle und außerdem Träger von Geschmacks- und Aromastoffen. Der Körper kann zum Beispiel die fettlöslichen Vitamine A, D, E und K nur mithilfe von Fett aufnehmen. Das Wort alleine klingt zwar schon nach Schwabbelbauch, aber Fette liefern lebenswichtige Fettsäuren, die der Körper nicht selbst herstellen kann. »Gute« Fette haben einen hohen Anteil an ungesättigten Fettsäuren. Dazu gehören Seefische wie Makrele, Hering und Lachs und auch pflanzliche Öle wie Raps- oder Walnussöl. Die Zufuhr von Fett in Maßen ist absolut notwendig und keinesfalls per se ungesund. Gehen Sie aber den sogenannten Transfetten aus dem Weg. Die befinden sich in Fast Food, Backwaren, Fertiggerichten und frittierten Produkten. Fett bedeutet heute vor allem Qualität und Zusammensetzung.

Nach Empfehlungen der Deutschen Gesellschaft für Ernährung (DGE) ist eine Fettzufuhr von 60 bis 80 Gramm pro

Tag für einen erwachsenen Menschen meist ausreichend. Das entspricht etwa 30 Prozent der täglich zugeführten Kalorien.

Proteine

Eiweiße oder Proteine versorgen den menschlichen Organismus mit Aminosäuren und Stickstoff und sind wichtige Baustoffe für Zellen und Gewebe. Als Beispiele sind Muskelfasern, Organe und das Blut zu nennen. Auch Enzyme, verantwortlich für Umbauprozesse, und Hormone wie Insulin sind aus Aminosäuren aufgebaut. Es gilt wie bei den Fetten: Bestimmte Aminosäuren kann der Körper nicht selbst herstellen, deshalb müssen sie mit der Nahrung aufgenommen werden. Proteine werden nicht als Energiequelle gespeichert. Sie drücken aber unsere genetische Information aus, dienen als Biokatalysatoren, arbeiten als Hormone, als Informationsübermittler, bilden unsere Körperabwehr und steuern die Prozesse in den Zellen. Gute Eiweißlieferanten sind Fisch, Fleisch, Eier und Milchprodukte sowie Hülsenfrüchte.

Protein-Mangelerscheinungen kommen bei uns so gut wie nicht vor. Im Durchschnitt verzehren die Deutschen fast zu viel Protein, nämlich etwa 150 Prozent der Tagesempfehlung. Kinder bis zu zehn Jahren nehmen sogar 200 Prozent der von der DGE empfohlenen Tagesmenge zu sich. Dementsprechend sollte der Anteil an der Nahrung bei etwa 20 Prozent liegen. Ein Gramm Protein pro Kilo Körpergewicht ist gut für eine ausgewogene Ernährung.

Verteilung der Makronährstoffe

Das Verhältnis der Nährstoffe zueinander ist kein starres Gebilde, sondern nur eine grobe Richtlinie. Auch fällt es natürlich schwer, ständig Prozente im Kopf zu haben. Keiner von uns isst mit Taschenrechner. Es kommt also auf eine Orientierung an.

Dabei hilft uns unser Biorhythmus, der zwischen Vorgängen am Tag und in der Nacht unterscheidet. Es gibt also für den Körper unterschiedliche Aufgaben bei Licht und Dunkelheit. Tagsüber haben wir Menschen einen Energiestoffwechsel, nachts ist eher der Platz für Regeneration. Das zieht auch unterschiedliche Bedürfnisse für die Ernährung nach sich. Die Kohlenhydrate und die Fette sollten einen Grundstein legen, damit wir tagsüber frisch und energiegeladen sind. Abends und vor allem nachts beginnt der Körper mit seinen Reparaturarbeiten. Deshalb spielt da eher der Baustoff des Organismus eine Rolle: Proteine oder Eiweiße sind hier sinnvoll und nötig. Es ist also gar nicht verkehrt, diesen Rhythmus auch für die Ernährung zu nutzen. Nicht aber sklavisch nach dem Motto »abends auf keinen Fall Kohlenhydrate«. Der Genuss sollte bleiben. Aber als grobe Strukturierung kann eine Aufteilung gute Dienste leisten.

APROPOS FLEISCH

Es wird uns Männern ja gerne unterstellt, dass wir nach alter Neandertaler-Art Fleisch als Hauptnahrungsquelle bevorzugen. An manchen sonnigen Nachmittagen am Wochenende mag man da auch dran glauben. An den Theken in den Supermärkten stapelt sich das Grillgut und mal so gesagt: Da ist dann kein Gemüse dabei. Aber generell hat sich inzwischen auch bei den Männern ernährungstechnisch einiges geändert. Sollte man denken. Aber dann das! Eine Studie in 23 Ländern mit 20 000 Personen zeigt, dass Männer mehr Fleisch essen als Frauen.

In wohlhabenden Ländern, in denen die Gleichberechtigung der Geschlechter ausgeprägter ist, unterscheidet sich der Fleischkonsum von Männern und Frauen allerdings besonders stark. Und zwar nicht so, dass sich der Konsum angleicht, sondern dass

Männer deutlich mehr Fleisch zu sich nehmen. Einfach, weil sie es sich leisten können. Der Grund liegt darin, dass Länder mit großer Gleichberechtigung auch eher wohlhabende Länder sind.

»Ein höheres Maß an Geschlechtergleichstellung und sozialer und wirtschaftlicher Entwicklung gibt Frauen möglicherweise mehr Freiheit, sich bewusst für einen geringeren Fleischkonsum zu entscheiden, und ermöglicht es Männern umgekehrt, häufiger Fleisch zu kaufen und zu essen«, so ein Forscher der Universität Zürich.

Die größten Unterschiede bei allen untersuchten Ländern findet man in Deutschland. Also doch! Die Frau bestellt den Salat, der Mann das Steak. Die Forscher spekulierten auch über die anderen Gründe, warum Männer gerne und auch mehr Fleisch essen.

Sie erklärten, dass in vielen Kulturen der Konsum von Fleisch mit Männlichkeit und Potenz in Verbindung gebracht würde. Sich vegetarisch ernährende Männer würden mancherorts als weniger attraktiv betrachtet als Männer, die alles essen. Wie häufig Männer Fleisch auf ihre Teller legen, könnte also auch von kulturellen Normen abhängen.

Im Schnitt essen wir 60 Kilo Fleisch und Wurst im Jahr. Die deutsche Gesellschaft für Ernährung rät, diese Menge zu halbieren. Außerdem sind natürlich der Blick auf Ökologie und die Massentierhaltung nicht zu unterschätzen. Und die Frage, ob wir wirklich immer Fleisch brauchen, ist auch leicht zu beantworten. Natürlich nicht!

Viele der im Fleisch enthaltenen Nährstoffe finden wir auch woanders. Eiweiß, Eisen, Zink und bestimmte Vitamine gibt es auch in Nüssen oder Hülsenfrüchten wie Linsen, Soja und Bohnen. Okay, das sieht dann nicht aus wie ein Schnitzel. Aber wir sollten in der Lage sein, Kompromisse zu schaffen. Denn gute Gründe, weniger Fleisch zu essen, gibt es allemal.

- Rotes Fleisch steht laut internationaler Krebsforschungsbehörde im Verdacht, wahrscheinlich krebserregend zu sein, verarbeitetes Fleisch wie Wurst, Salami und Schinken als krebserregend, wenn es durch Salzen und Räuchern haltbar gemacht wird. Besonders bei Darmkrebs lässt sich hier ein Zusammenhang feststellen.
- Fleisch fördert entzündliche Prozesse im Körper und ist kontraproduktiv bei Arteriosklerose, Arthritis, Rheuma und Gicht.
- Fleisch erhöht das Risiko für Herz-Kreislauf-Erkrankungen schon bei geringen Mengen um 42 Prozent und das Diabetesrisiko um 20 Prozent, das Risiko für Darmkrebs steigt um 18 Prozent.
- Weniger Fleisch senkt das Risiko für Schlaganfall.
- Menschen, die wenig oder kein Fleisch essen, haben im Durchschnitt ein geringeres Körpergewicht und einen niedrigeren Body-Mass-Index (BMI). Der Grund: Tierische Produkte sind kalorienreicher und enthalten mehr gesättigte Fettsäuren.

> Kleiner Rat von uns: weniger Fleisch und dann vom regionalen (Bio-)Erzeuger um die Ecke. Das macht zwar Druck auf den Geldbeutel, aber entlastet das Gewissen und trägt zur Gesundheit bei.

Natürlich sind dies nur einige Effekte. Es gibt auch Studien, die den Nutzen von Fleisch preisen. Aber die meisten Studien mit großen Datensätzen bestätigen Zusammenhänge von Fleischkonsum und Diabetes, Krebs und Erkrankungen des Herz-Kreislauf-Systems.

ZEHN ERNÄHRUNGSTIPPS

1. **Essen im Biorhythmus**
   Unsere innere Uhr ist nicht nur dafür zuständig, wann wir wach sind, sondern auch dafür, wann unser Organismus welche Nahrungsbausteine benötigt. Wir sollten also immer zur richtigen Zeit das Richtige essen, um leistungsfähig zu bleiben.
   Morgens: energiereich
   Mittags: vitalstoffreich
   Abends: baustoffreich
2. **Keine Zwischenmahlzeiten**
   Zwischen den Mahlzeiten sollten Sie eine Essenspause von vier bis fünf Stunden einlegen. So geben Sie Ihrem Stoffwechsel die Chance, die aufgenommene Nahrung auch zu verarbeiten. Im Übrigen gelten auch ein Latte macchiato und ein Cappuccino als Zwischenmahlzeit. Wenn Sie auf diese Getränke nicht verzichten möchten, sollten Sie sie direkt im Anschluss an das Mittagessen verzehren.
3. **Ausreichend trinken**
   Damit die Funktionen des Körpers einwandfrei ablaufen können, muss der Organismus mit ausreichend Flüssigkeit versorgt werden. Bereits ein Minus von vier Prozent bei der Wasserversorgung kann uns handlungs- und entscheidungsunfähig machen. Pro Kilogramm Körpergewicht (= Normalgewicht) sollten Sie 30 Milliliter Wasser trinken.
4. **Das richtige Trinken**
   Es geht nicht nur darum, genug zu trinken, sondern auch darum, was Sie trinken. Am besten ist das gute alte Wasser. Es ist das wichtigste Transport- und

Lösungsmittel unseres Körpers. Aber auch ungesüßte Tees sind zur Flüssigkeitsaufnahme gut geeignet. Verzichten Sie größtenteils auf zuckerhaltige Softdrinks. Tee und Kaffee sind auch zwischen den Mahlzeiten erlaubt, sofern Sie auf Milch und Zucker verzichten. Achtung jedoch vor Saftschorlen aus dem Supermarkt. Durch ihren hohen Zuckeranteil sind sie eine der größten Kalorienfallen im Regal.

5. **Abwechslung ist wichtig**
Der Körper hat die verschiedensten Bedürfnisse, was die Versorgung mit Vitaminen, Mineral- und Nährstoffen angeht. Insbesondere die Anzahl der Aminosäuren will täglich gedeckt werden. Deshalb ist eine abwechslungsreiche und ausgewogene Ernährung wichtig. Der Körper braucht in etwa 40 bis 45 Prozent Kohlenhydrate, 30 Prozent Fette und 25 bis 30 Prozent Eiweiße. Wer sich bewusst ernährt, wird keine Probleme haben, diesen Bedarf zu decken.

6. **Qualität, nicht Quantität**
Der Genuss beginnt jedoch nicht erst beim Verzehren der leckeren Gerichte, sondern bereits beim Einkaufen und der Auswahl der Produkte, bis hin zur Zubereitung des Essens. Legen Sie hierbei vor allem Wert auf qualitativ hochwertige Lebensmittel. Sie werden merken, dass sich Ihr allgemeines Wohlbefinden verbessert und Sie am Ende auch weniger verzehren müssen, bis sich ein Sättigungsgefühl einstellt.

7. **Zeit zum Essen nehmen**
Machen Sie die Nahrungsaufnahme zu einem vergnüglichen Zeitvertreib. Nehmen Sie sich Zeit zum Essen. Schnell im Stehen heruntergeschlungene Nahrung nimmt der Körper nicht als Nahrungsaufnahme

wahr. Das Hungergefühl bleibt somit auch nach der Mahlzeit weiter bestehen. Außerdem gehen durch schlecht gekaute Nahrung Vitalstoffe verloren. Denn der Organismus kann nur gut vorbereitete Vitalstoffe nutzen. Essen Sie also langsam, legen Sie kurze Pausen ein und kauen Sie die Nahrung vernünftig durch. So können Sie das Essen auch wieder mehr genießen!

8. **Kleine Naschereien sind erlaubt**
   Wir wollen Ihnen die kleine Nascherei zwischendurch auf keinen Fall nehmen. Denn Verzicht ist der falsche Weg. Denken Sie nur beim nächsten Mal darüber nach, WANN Sie das Zückerchen zwischendurch essen. Am besten schlemmen Sie direkt nach dem Mittagsessen. So belasten Sie den Insulinspiegel nicht zusätzlich.
9. **Achtung vor Fruchtzucker**
   Fruktose wird im Gegensatz zu Glukose schneller in Fett umgewandelt, das zeigte eine Studie der Universität Texas. Die schnellere Umwandlung der Fruktose liegt an ihrem Weg durch den Körper. Sie wird zwar auch in der Leber verarbeitet, aber umgeht eine Kontrollstelle des Organs, wodurch sie rascher zu Fett umgewandelt wird.
10. **Heißhunger**
   Wenn der Heißhunger kommt, gibt es bessere Alternativen, als zur Chipstüte oder Schokolade zu greifen. Am besten hilft ein großes Glas Wasser. Das ist nicht nur überall verfügbar, sondern gleichzeitig auch kalorienarm. Abhilfe schaffen aber auch ein hart gekochtes Frühstücksei, eine Handvoll Mandeln oder Paranüsse, ein halber Becher Jogurt oder eine kleine Dose Thunfisch im eigenen Saft (NICHT in Öl!). So geben Sie dem Heißhunger keine Chance.

Allein die Tatsache, dass die meisten Menschen es nicht schaffen, ihr durch eine Diät verringertes Gewicht länger als ein Jahr zu halten, zeigt, dass mehr Faktoren eine Rolle spielen müssen als rein physiologische Komponenten. Und da ist sie wieder, die Psyche. Denn höchstwahrscheinlich ist sie der Schlüssel. Und tatsächlich, Experten betonen, dass nur die Menschen wirklich dauerhaften Erfolg beim Abnehmen haben, die realistische Erwartungen haben und ihr eigenes Verhalten gut kontrollieren können und die Vertrauen zu sich haben. Das geht nämlich Stück für Stück verloren, wenn wir im Meer der Diäten schwimmen und immer wieder auf dem Trockenen landen. Oder besser gesagt bei dem Gewicht, das wir vorher hatten. Das senkt die Motivation scheibchenweise und die Erfolgsaussichten für die nächste »tolle« Diät.

Die sogenannte Selbstwirksamkeit, also das Vertrauen in die Fähigkeit, etwas am eigenen Verhalten zu ändern, spielt demnach eine wesentliche Rolle. Gesundheitspsychologen halten sie für einen der Hauptfaktoren dafür, ob wir gute Vorsätze einhalten. Den Glauben an sich selbst entwickelt jeder im Laufe des Lebens, aber leider ist er auch schwer veränderbar. Ob wir also erfolgreich sein können, liegt an der Summe der Erfahrungen, die wir zuvor gemacht haben. Deshalb ist es auch so schade, wenn wir in puncto Abnehmen den Misserfolg des letzten Versuchs quasi beim nächsten schon erwarten und dementsprechend handeln.

Unstrittig ist: Essen ist mehr als die Befriedigung eines körperlichen Bedürfnisses. Deshalb ist das mit dem Abnehmen auch so problematisch und individuell. Forscher wären glücklich, den Knopf zu finden, der den Hunger ein- und ausschaltet. Aber leider ist alles viel komplexer. Denn oft sind die Motive, warum wir essen, der Ansatzpunkt für eine Problematik. Nicht nur der reine Hunger lässt uns nämlich zuschlagen. Wir essen, weil es immer so war, aus Gewohnheit, weil andere auch essen, um uns zu belohnen oder aus Frust und manchmal einfach, weil wir wissen, dass es gut schmeckt. Stichwort Genuss! Das, was wir essen, unterliegt bestimmten Motiven. Wir wählen Speisen aus, weil wir auf die Gesundheit achten und/oder Gewicht verlieren wollen. Aber auch, um uns den Normen anzupassen oder ein bestimmtes Image zu erlangen.

Da sage noch mal einer, es wäre einfach, ein Verhalten zu ändern oder zu beeinflussen. Besonders, wenn wir es selbst nicht mal bemerken. Ein Beispiel: Wissenschaftler führen die Lust aufs Essen auf Glücksmomente zurück, die durch die Nahrungsaufnahme entstehen. In solchen Momenten werden im Hirn sogenannte Dopamine ausgeschüttet. »Glücksboten«, die uns selig machen. Interessant ist der Mechanismus, der verstehen lässt, warum übergewichtige Menschen damit in eine Falle rutschen. Neurophysiologen beobachteten nämlich Gehirne von schlanken und übergewichtigen Frauen, als diesen versprochen wurde, mit einem Strohhalm an einem Schokoshake ziehen zu dürfen. Und danach auch durften. Was passierte? Die übergewichtigen Frauen reagierten zwar deutlich stärker als die Schlanken auf die Ankündigung, jedoch sprach ihr Belohnungszentrum weniger an. Sprich: weniger Glücksbotenstoffe wurden ausgeschüttet. Denn um die gleiche Dosis Glück zu bekommen, müssen dickere Menschen anscheinend mehr essen. Ein Teufelskreis, der einen Zusammenhang zwischen rein chemischen Vorgängen im Körper und dem Verhalten herstellt. Wer sich also ständig mit Essen belohnt, aus welchen Gründen auch immer, der muss damit rechnen, dass das Belohnungssystem im Kopf immer unempfindlicher wird und stärkere Reize braucht. Ein Phänomen, das übrigens aus der Suchtforschung bekannt ist. Und Wissenschaftler darüber forschen lässt, ob man den Glücksbotenstoffhaushalt mittels Medikamente beeinflussen kann.

Verbraucherpsychologen aus den USA untersuchten Kinobesucher. Es ging um die Menge an Popcorn und Getränken, die die Cineasten zu sich nahmen. Fazit: Es kommt auf die Größe an. Besucher, die eine XXL-Portion Popcorn bestellt hatten, aßen 45 Prozent mehr als Personen, die sich mit einer großen Portion begnügt hatten. Bei den Getränken machte der Unterschied zwischen den schmalen und dickbauchigen Gefäßen fast 40 Prozent aus. Wie, das überrascht Sie nicht? Eben! Wer mehr hat, nimmt auch mehr zu sich. Und natürlich lässt man auch nicht gerne etwas übrig! Dennoch zeigt das Beispiel: Mit einem einfachen Trick könnten wir uns etwas sparen. Nicht nur Geld, sondern auch Kalorien. Einfach mal 'ne Nummer kleiner reicht im Regelfall nämlich auch. Ein Beispiel, das zeigt, wie vielschichtig der Einfluss von Psyche sein kann. Weil der Einfluss der Psyche so groß ist, zielt eine Methode auf die Macht des Unbewussten. »Mind Slimming« soll schlank im Schlaf machen. Aber diesmal durch die Macht der Träume.

Kurz gesagt lautet das Versprechen: Sie konditionieren Ihr Unterbewusstsein und damit Ihren Körper so, dass Sie im Schlaf abnehmen. Bestimmte körperliche Übungen werden durchgeführt und mit einem Ankerwort verknüpft. Nach vier Wochen soll es genügen, abends das Ankerwort laut auszusprechen, um eine Reaktion beim Unterbewusstsein auszulösen und dadurch die Muskeln träumerisch zu bewegen. Tolle Idee. Und eine konkrete Erklärung könnte sogar dafürsprechen. Beim mentalen Training werden Bewegungsmuster durch dessen Vorstellung aktiviert. Die intensive Vorstellung einer Bewegung soll auch ohne ihre Ausführung zu einer Anspannung der betreffenden Muskulatur führen. Das ideomotorische Training wird erfolgreich beim Sport, beim Erlernen handwerklicher Fertigkeiten und in der Psychotherapie angewandt. Als Diät war es bisher unbekannt. Glauben Sie an das Workout im Schlaf? Wer es glaubt, schläft selig. Aber nimmt garantiert nicht ab!

Sie sehen, das Fazit fällt insgesamt sehr ernüchternd aus. Viel wird geforscht, der Fokus liegt dabei mal auf den Kohlenhydraten, dann den Fetten, Eiweißen, Ballaststoffen. Trotzdem ist selbst bei langfristig und medizinisch angelegten Kuren zweifelhaft, ob Diäten wirken. Und ob man die Menschen damit nicht eher quält. Klassische Abnehmprogramme berücksichtigen Ernährung, Bewegung und Verhalten. Und dennoch ist das Programmende genau der Zeitpunkt, an dem die Menschen wieder zunehmen. Nach drei bis fünf Jahren haben die allermeisten wieder ihr Ausgangsgewicht erreicht. Wer allerdings diesen Zeitpunkt übersteht, kann zuversichtlich sein, dass er sein Gewicht für immer hält. Das ist ein Hoffnungsschimmer. Und genau der richtige Weg.

Denn fassen wir zusammen: Abnehmen lässt sich dauerhaft nur, wenn man es als eine Aufgabe fürs Leben begreift. Und die sollte ohne Zwang, ohne Verzicht, ohne Waage, dafür mit Bewegung und Genuss gestaltet werden. Kleine Schritte bringen große Erfolge und der Druck der Frage »Wie viel Kilo sind es schon?« sollte zur Vergangenheit gehören. Maßvoll Abnehmen, gesund bleiben und sich wohlfühlen, vielleicht sogar mit ein paar Kilo mehr. Das wäre doch ein schönes Ziel.

Unsere Basis-Tipps rund ums Abnehmen

- Verzicht funktioniert nicht auf Dauer, schaffen Sie sich Genusspausen.
- Gönnen Sie sich, was Ihnen wichtig ist, schränken Sie den Rest ein.
- Führen Sie Tagebuch darüber, was Sie essen, Sie werden sehen, wo die Probleme liegen.
- Steigern Sie Ihren Grundumsatz mit Ausdauer- und Muskeltraining.
- Abnehmen kann man nur durch Essen. Weglassen führt auf die Dauer zu Mangel und Jo-Jo-Effekt.
- Bäckereien sind Deutschlands größte Fast-Food-Kette, Snacking eine Weile einstellen.
- Ernährung ist individuell, nicht schematisch. Schauen Sie, was Ihnen guttut.
- Reduzieren Sie Zucker. Vorsicht bei Säften und Schorlen!
- Alkohol ist hochkalorisch, auch Latte macchiato ist kein Diätgetränk.
- Nutzen sie das japanische Hatchi Bu (80 Prozent), essen Sie nur so viel, bis Sie fast satt sind.
- Tricksen Sie sich aus, nehmen Sie kleine Teller.
- Verbannen Sie Ungesundes an entfernte Orte.
- Warten Sie 20 Minuten, bevor Sie den zweiten Teller nehmen. Sind Sie satt, lassen Sie es einfach.
- Setzen Sie sich kleine Ziele, das beugt Enttäuschungen vor. Auch ein Kilo weniger Gewicht ist ein Erfolg.
- Machen Sie sich konkrete Pläne, zum Beispiel: Heute esse ich anstatt Sülze Putenbrust.
- Die Gesamtbilanz muss stimmen, egal, wann und was Sie essen: Ich darf nicht mehr zu mir nehmen, als ich verbrauche.

MÄNNER NEHMEN SCHNELLER AB

Klingt super. Weg mit den Pfunden ohne Druck. Leider gibt es dabei noch ein paar Dinge zu bedenken. Denn Stoffwechsel, Sättigungsgefühl, Hunger und die Anzahl der Fettzellen sind nicht grundsätzlich beeinflussbar. In diesem Zusammenspiel ist einiges anlagebedingt. Das ist auch der Grund dafür, dass der eine gut abnimmt und sowieso eher schlank bleibt, der andere hingegen ständig gegen das Übergewicht ankämpft und sofort zunimmt.

Fakt ist aber: Wir nehmen mit steigendem Alter eher zu, obwohl wir nicht mehr essen. Das gilt für Männer und Frauen. Mit steigendem Alter verändert sich der Stoffwechsel und auch die Zusammensetzung des Körpers. Im Übrigen sorgt eine Programmierung für diesen Effekt. Bisher war der Körper auf Wachstum programmiert, spätestens ab 40 stellt der Organismus aber auf Erhalt von Körpermasse um. So beschreibt es Dr. Ursula Kassner, Ärztin in der Stoffwechsel-Ambulanz der Charité Berlin. Es kann passieren, dass der verlangsamte Stoffwechsel und die gleichbleibende Ernährung am Ende das Gewicht bis zum Rentenalter um bis zu 30 Kilogramm ansteigen lassen. Wenn das in Teilen wieder weg muss, hat der Mann doch entscheidende Vorteile: Rein psychologisch haben Männer noch keine große Diäthistorie. Und das Thema Abnehmen ist bei den oft immer noch sehr pragmatisch denkenden Männern keine große emotionale Sache. Während nur acht Prozent der Männer mit ihren Diäten unzufrieden waren, haben mehr als die Hälfte der Frauen schon einmal eine Diät gemacht, ein Drittel mehr als eine und sie waren meist auch nicht erfolgreich. Denn durch den Jo-Jo-Effekt nehmen Frauen wieder deutlich schneller zu und wiegen am Ende mehr als vorher. Kein Wunder, dass dies zusammen mit dem eher schlankheitsorientierten Schönheitsbild bei Frauen zu Frust und weniger Erfolgserlebnissen führt. Zudem seien Frauen laut Ernährungsmedizinerin Pamela Peeke eher typische Stressesserinnen, die mit ungesunder Nahrung das Belohnungszentrum manipulieren. Tut gut, aber nicht fürs Gewicht. Dann folgen Crash-Diäten, die schiefgehen.

Selbst wenn der Jo-Jo-Effekt auch bei Männern existiert, könnte ein Grund für die schnellere und auch stabilere Gewichtsabnahme darin liegen, dass Männer sich anders motivieren lassen, wenn sie Gewicht verlieren wollen. Und es irgendwie dann auch einfach durchziehen. So spielt Sport bei Männern oft eine Rolle, um sich zu motivieren, Frauen brauchen eher die soziale Unterstützung. Das zeigen Studien, die Diäten mit Sport begleitet haben. Die Mehrzahl der Frauen verliert umso mehr Gewicht, je mehr sie bestärkt werden, es zu schaffen, und sich somit mehr bewegen. Bei Männern war der Wille der größte Faktor. Und die Selbstwirksamkeit, es am Ende mit dem Essverhalten in den Griff zu kriegen. Das klingt schon mal nach dem typischen Männerbild. Man kann alles schaffen, wenn man nur will. Leider ist das nicht alles. Denn es scheint für Männer einen Vorteil zu geben, der greift: Männer nehmen schneller ab!

SPORT IST KEIN ALLHEILMITTEL

Viele halten Übergewicht abseits von Corona und anderen ansteckenden Krankheiten für die wahre Pandemie auf der Welt. Und klar ist auch, dass wir daran ein Stück weit selbst schuld sind, wenn wir zu viele Pfunde mit uns rumschleppen. Man lebt nur einmal, deshalb alles mitnehmen, ist ja eh zu schnell vorbei auf dieser Erde. Das Credo hat auch viel für sich. Aber der Transfer, das hier und da ein Verzicht die Zeit auf Erden vielleicht sogar gesünder verlängert, gelingt nicht allen. Und vor allem nicht in jeder Lebenssituation.

Und manchmal ist es auch nicht einfach. Weil es ein gängiges Muster ist, den großen Überschriften zu vertrauen. Zum Bespiel, dass Sport schlank macht. Dieses immer wieder zitierte Wunder basiert auf der Annahme, dass man mit Sport Kalorien verbrennt, durch Sport Muskulatur aufbaut und damit wieder Kalorien verbrennt und außerdem den Stoffwechsel so verändert, dass Essgewohnheiten und Bedürfnisse sich automatisch anpassen und dann die Pfunde purzeln. Stimmt alles, aber wer ist schon Spitzensportler? Da mag das funktionieren. Aber selbst die kehren nach dem Ende ihrer Karriere in vielen Fällen zu ihrer Normalfigur mit Normalgewicht zurück. Oder besser gesagt: Wir wundern uns, dass am Ende der ehemalige Spitzensportler genauso propper daherkommt wie unsereins. Oder manchmal freuen wir uns auch. Und denken, was die können, können wir auch.

Wissenschaftler der Universität Arizona haben versucht, Argumente dafür zu finden. Und taten es auch. Leider für das Gegenteil. Sie ließen 81 deutlich übergewichtige Probanden zwischen 25 und 40 Jahren, die bisher keinen Sport getrieben hatten, drei Monate dreimal wöchentlich für jeweils 30 Minuten auf einem Laufband trainieren. An der Ernährung wurde in dieser Zeit nichts gedreht. Die Forscher gingen davon aus, dass die Probanden mit dem höchsten Körperfettanteil auch am meisten Körperfett verlieren. Das Ergebnis war leider ernüchternd. Das Training bewirkte bei einigen nur einen minimalen Fettverlust, zwei Drittel der Probanden hatte sogar mehr Körperfett als zuvor. Erklärungsmodelle für diese erschütternde Nachricht gab es einige. Möglicherweise belohnten sich die Probanden nach dem Sport mit etwas Süßem, vielleicht hatten sie nach der Anstrengung mehr Hunger oder es könnte sein, dass für viele Menschen nach dem Sport größere Portionen auch okay sind. Sie ahnen es vielleicht schon: Es liegt nahe, dass die Kalorienzahl, die man mit Sport verbrennen kann, sehr gering ist. Oder besser gesagt: Ein Schokoriegel macht den ganzen Sport wieder zunichte und legt noch was obendrauf. Sport allein ist für Untrainierte kein Abnehmfaktor. Die deutsche Gesellschaft für Sportmedizin nannte eine beeindruckende Zahl: Untrainierte müssten für ein halbes Kilo Fettverlust pro Woche 56 Kilometer zügig spazieren gehen!

Mit Sport kann man schlank bleiben, wenn man es erst einmal geschafft hat. Die Ernährung spielt halt eine große Rolle. Allerdings ist der gesundheitliche Effekt durch Sport sofort zu erkennen. Oder wie mein Buchpartner Ingo Froböse zu diesem Thema bei jeder Gelegenheit sagt: Essen und trimmen, beides muss stimmen! Generell sollte Mann nicht so gestresst mit dem Thema umgehen. Man muss nämlich nicht das ganze Leben auf den Kopf stellen und zum Sport-Zombie werden. Ein paar kleine Änderungen können jedoch schon ein kleines Wunder bewirken. Also, dass der Bauch tatsächlich kleiner wird. Ein bisschen vielseitiger essen, weniger Fette, das könnte schon mal helfen. Süßes zwischendurch wegzulassen, ist ebenfalls nicht schlecht.

Und erst recht das richtige Trinken! Die meisten von uns schielen bei diesem Stichwort auf den Alkohol. Der ist auch ein Kalorienlieferant und wird in diesem Buch wegen seiner Wirkung auf unsere Gesundheit noch einmal extra behandelt. Wir meinen aber alles andere. Denn Limonade, Fruchtsaft und Cola enthalten ebenfalls viele Kalorien, die leider nicht zum Sättigungsgefühl beitragen. Auch hier ist weniger mehr! Mehr Einsparpotenzial. Wenn dazu noch mehr Bewegung in Form von Gehen und vor allem langsamem Laufen kommt und zwischendurch ein paar Übungen für die Muskulatur eingestreut werden, dann kann es mit der langfristigen Umstellung klappen und damit auch mit dem Abbau von Gewicht. Wichtig ist nur eines: Selbst nach Rückschlägen müssen Sie konsequent bleiben. Und die Änderungen durchziehen. Aber darin sehen wir das kleinste Problem. Denn dass Männer das eher durchziehen, was sie begonnen haben, haben wir ja schon ausgeführt.

So viel Energie verbrennen Sie im Alltag

Kalorienverbrauch in 20 Minuten	**Mann (80 kg)**	**Frau (60 kg)**
Bürotätigkeit	60 kcal	50 kcal
Putzen	90 kcal	70 kcal
Staubsaugen	90 kcal	70 kcal
Autowaschen	80 kcal	60 kcal
Bügeln	50 kcal	40 kcal
Treppensteigen	220 kcal	160 kcal
Rasenmähen	140 kcal	100 kcal
Wandern (5 km/h)	120 kcal	90 kcal
Walken (7 km/h)	180 kcal	150 kcal
Jogging (10 km/ h)	220 kcal	180 kcal
Radfahren (15 km/ h)	160 kcal	120 kcal
Tanzen (ruhig)	100 kcal	80 kcal
Schwimmen (ruhig)	200 kcal	140 kcal

EIN GLÄSCHEN IN EHREN ... DER ALKOHOL!

Fakten über Alkohol

Wir hatten es schon angedeutet. Die Wampe kommt auch vom Alkohol, hochkalorisch, dieses Teufelszeug! Wenn das alles wäre, dann könnte die gesellige Runde sich abends doch zuprosten, wenn am anderen Tag ein bisschen weniger getrunken wird. Doch schon im historischen Kontext zeigt sich: Alkohol ist auch ein Stück Kultur. Aber er ist eben auch gefährlich, auf vielen Ebenen. Und gerade Männer sind da »besonders«.

Psychologen der University of Pittsburgh haben in einer Studie mit 720 Probanden die Wirkung von Drinks auf die soziale Interaktion untersucht. Ihre Beobachtungen klingen zunächst wenig überraschend: Wer Alkohol trinkt, auf den wirkt das Lächeln anderer Menschen ansteckender.

Allerdings gab es diesen Effekt kurioserweise nur in Männergruppen, berichten Catharine Fairbairn und ihre Kollegen im Fachblatt *Clinical Psychological Science*. Sobald eine Frau mit am Tisch saß, verstärkte Alkohol die ansteckende Wirkung eines Lächelns kaum.

»Wir wollten die Idee untersuchen, ob Alkohol bei Männern als eine Art sozialer Schmierstoff funktioniert«, erklärt Fairbairn. Die Studie liefere einen klaren Beweis dafür, dass Trinken bei Männern in dieser Hinsicht stärker wirke als bei Frauen. Dies sei auch wichtig, um Alkoholprobleme besser zu verstehen. Männer hätten ein um 50 Prozent höheres Risiko, exzessiv zu trinken. Und diese Trinkgelage fänden in der Regel nicht allein, sondern in der Gruppe statt.

Psychologen empfehlen, das Trinken in Gesellschaft viel kritischer zu sehen als bislang üblich. »Viele glauben, ein sozialer Trinker stelle kein Problem dar«, sagt Fairbairn. Dabei würden sowohl Gelegenheits- als auch Vieltrinker meist gemeinsam mit anderen zum Glas greifen. Die beobachtete Ansteckung des Lächelns verstärke womöglich den Alkoholkonsum. Soziale Motive könnten daher eine wichtige Rolle bei der Entstehung von Alkoholproblemen spielen. Also, liebe Stammtischfraktion, da kann man jetzt mal drüber nachdenken. Auch über die folgenden Fakten und Erklärungen: Mehr als 20 Prozent der Männer in Deutschland haben ein Alkoholproblem.

Dabei sehen möglicherweise viele Konsumenten darin über lange Zeiträume kein Problem. Denn in unserer Gesellschaft gilt der Alkoholkonsum als weitestgehend normal und wird häufig verharmlost.

Laut Angaben des Bundesministeriums für Gesundheit konsumieren in Deutschland 6,7 Millionen Menschen im Alter von 18 bis 64 Jahren alkoholische Getränke in riskanten Mengen. Deutschland gilt als Hochkonsumland. Im Jahr 2020 lag der Pro-Kopf-Konsum bei Personen ab 15 Jahren bei 10,8 Litern Reinalkohol. Weltweite Spitzenreiter sind osteuropäische Staaten wie Moldawien, Litauen, Lettland und Tschechien.

Rund 75 Prozent der 1,6 Millionen als alkoholabhängig diagnostizierten Deutschen sind männlich. Alkoholbedingte Erkrankungen und Unfälle liegen bei Männern auf Platz fünf der Statistik.

Was macht der Alkohol mit uns?

Über die Magenschleimhaut gelangt der getrunkene Alkohol in den Blutkreislauf. Wie schnell dies passiert, ist mit davon abhängig, was zuvor gegessen wurde. Auf nüchternen Magen getrunken, gerät Alkohol sehr schnell in die Blutbahn. Wurde jedoch fettige Kost konsumiert, dauert der Prozess länger. Am höchsten ist der Alkoholspiegel nach rund 45 bis 90 Minuten. Dass Frauen schneller betrunken werden, hat physiologische Ursachen: Der männliche Körper verfügt über mehr Flüssigkeit als der weibliche. Somit verteilt sich der Alkohol bei Männern auf mehr Flüssigkeit, was eine niedrigere Blutalkoholkonzentration zur Folge hat. Alkohol wird größtenteils in der Leber abgebaut. Bei übermäßigem Konsum alkoholischer Getränke leidet deshalb dieses Organ am meisten. Das werden wir gleich noch näher klären.

Wann beginnt Abhängigkeit oder riskanter Konsum?

Eine Alkoholabhängigkeit beginnt in der Regel schleichend. Das abendliche Bier wird zur Selbstverständlichkeit. Mit der Zeit werden aus dem einen Bier aber mehrere, der Konsum steigt. Im Schnitt wird eine Alkoholabhängigkeit erst nach 10 bis 15 Jahren wahrgenommen. Die Betroffenen selbst verschließen oftmals die Augen vor der Realität und verleugnen ihre Abhängigkeit. Genetische, psychische (entwicklungspsychologische) und soziale Gegebenheiten können eine Alkoholabhängigkeit begünstigen (biopsychosoziales Modell). Menschen, deren Eltern abhängigkeitserkrankt waren, sind in dieser Hinsicht besonders gefährdet. In Deutschland gelten derzeit rund 1,6 Millionen Menschen als alkoholabhängig.

Die Grenzen zwischen häufigem Alkoholgenuss und einer Suchterkrankung sind fließend. Um die beiden Zustände voneinander abgrenzen zu können, kommt das Standardglas zum Einsatz. Dieses entspricht entweder 300 Millilitern Bier oder 150 Millilitern Wein und enthält rund zwölf Gramm Alkohol. Als Frau sollte die Konsumgrenze eines Standardglases pro Tag nicht überschritten werden, für Männer gelten zwei Standardgläser. Wer täglich trinkt, ist gefährdet! Neben der empfohlenen

Alkoholmenge sollten an mindestens zwei Tagen pro Woche keine alkoholischen Getränke zu sich genommen werden. In den meisten Fällen bleibt es aber gar nicht bei dem einen bzw. den zwei Standardgläsern. Um herauszufinden, ob eine Abhängigkeit vorliegt, müssen mindestens drei der folgenden Kriterien während der letzten zwölf Monate gleichzeitig aufgetreten sein:

- Starkes Verlangen nach Alkohol
- Verlust der Kontrolle über den Konsum
- Inkaufnahme von sozialen und persönlichen Einbußen
- Entzugserscheinungen
- Zunehmende Toleranz

Es gibt deutliche körperliche Anzeichen, die bei Alkoholmissbrauch auftreten. Neben optischen und Verhaltensveränderungen, die jedoch nicht eindeutig sind, geben bestimmte Leberwerte klar an, ob der Konsum von Alkohol bereits zu Leberveränderungen geführt hat. Ausschlaggebend ist der CDT-Wert. Im Fall einer Alkoholabhängigkeit ist dieser in der Regel erhöht. Die körperlichen und psychischen Reaktionsmuster auf Alkohol sind von Person zu Person unterschiedlich. Am häufigsten treten folgende Symptome auf:

- Störungen von Koordination und Bewegungen
- Undeutliche Sprache
- Rotes Gesicht
- Schwitzen
- Erhöhter Harndrang
- Zitternde Augenlider und Hände
- Schuppenflechte
- Unangenehmer Mundgeruch

- Magen-Darm-Beschwerden
- Enthemmung
- Konzentrationsstörungen
- Aggressives Verhalten
- Depressive Stimmung

Die Besonderheiten beim Mann

Viele Forscher haben versucht, die Frage zu klären, wieso Männer häufiger an Suchterkrankungen leiden als Frauen und haben folgende Erklärungen gefunden:

Männerrolle

Die klassische Männerrolle, wie sie seit Jahrhunderten besteht, setzt auch heute noch teilweise Härte und Gleichgültigkeit gegenüber der eigenen Gesundheit voraus. Aggression, Gewalttätigkeit und Exzessivität in verschiedenen Lebensbereichen gehören zu Verhaltensmustern, die Jungen noch immer von Kindesbeinen an vorgeführt bekommen. Diese Eigenschaften gelten häufig als erstrebenswert und typisch »männlich«. Für einige männliche Jugendliche ist das regelmäßige »Saufgelage« (Koma-, Flatrate-, Binge-Drinking) eine Art Mutprobe. Männern wird demnach suggeriert, es sei normal, sich selbst und ihre Bedürfnisse zu vernachlässigen. Jungen scheuen vor Risiken weniger zurück. Später werden aus den Jungen Erwachsene, die sich im Umgang mit Alkohol oftmals risikofreudiger zeigen.

Alltagsflucht

Immer wieder versuchen Menschen, der Realität, dem Alltag, zu entfliehen. Früher war es vor allem die Armut, die Menschen zum Eskapismus anhielt. Heute haben sich die Realitäten verändert, der Hang zur Realitätsflucht jedoch bleibt bestehen. Im Alkoholkonsum sehen viele Menschen die Möglichkeit, die Realität zu verdrängen. Für eine kurze Zeit wird die Welt um sie herum besser und oftmals sicherer.

Gruppe

Wie schon in der Untersuchung am Anfang des Kapitels verdeutlicht, entsteht in vielen Fällen der Alkoholmissbrauch bei Männern infolge von Gruppendruck. Im Jugendalter ist für Männer die Zugehörigkeit zu einer Gruppe von großer Bedeutung. Wer nicht trinkt, könnte als Schwächling und Außenseiter gelten. Aus Angst davor, ausgegrenzt zu werden, trinken viele Männer selbst dann, wenn sie lieber die Finger von alkoholischen Getränken lassen würden.

Ängste

Ein weiterer Grund für den vermehrten Alkoholkonsum bei Männern ist die Schwierigkeit, mit sozialen Ängsten umzugehen. Wer beispielsweise darunter leidet, dass er scheu ist und nicht direkt auf andere Menschen zugehen kann, kann Alkohol gezielt zur Ausblendung verschiedener Persönlichkeitsanteile einsetzen.

Während die aufgeführten Punkte auch auf Frauen zutreffen können, kommen sie im Zusammenhang mit Alkoholabhängigkeit bei Männern weitaus häufiger vor.

Vom Warum zum Was

Nicht nur Nerven, auch die Zellen des Körpers werden vom Alkohol angegriffen. Damit ist klar: Alkohol ist ein Zellgift. Wenn ein alkoholisches Getränk konsumiert wird, verteilt sich das Gift im gesamten Körper – auch im Gehirn. Alkohol hindert unterschiedliche Botenstoffe daran, zwischen Nervenzellen zu vermitteln. Die Übermittlung wird entweder gedämpft oder direkt gehemmt. Die Folgen davon sind: Das Reaktionsvermögen verlangsamt sich, ebenso die Wahrnehmung. Das Belohnungssystem im Gehirn wird aktiviert. Das ist der Grund, warum geringe Mengen stimmungshebend, angstlösend und entspannend wirken. Je größer die Menge wird, desto mehr wirkt der Alkohol nur noch betäubend auf den Körper.

Alkohol kann den Körper auch konditionieren – also auf einen bestimmten Reiz hin ausrichten. Das Gehirn speichert, wie der Alkohol in einer Situation zum Beispiel entspannt oder locker macht. Wird diese Situation durch einen Geruch, eine Person oder einen anderen Reiz getriggert, verlangt der Körper fast automatisch nach mehr.

Geht das wieder weg? Ja, aber es dauert länger, als wir denken. Der Körper will den Alkohol auch wieder loswerden. Wir atmen eine geringe Menge des Zell- und Nervengiftes wieder aus. Auch über die Haut wird etwas davon ausgeschieden. Die Nieren helfen dabei. Der größte Teil des Alkohols wird zu Kohlenstoffdioxid und Wasser weiterverarbeitet. Rund 90 Prozent des Alkohols wird bereits in Ihrer Leber abgebaut, noch ehe der Alkohol ins Blut gelangen kann. Durchschnittlich baut bei Männern der Körper 0,15 Promille Alkohol pro Stunde von sich aus ab und scheidet ihn aus.

Wenn es zu viel wird

Bei Abhängigkeitserkrankten entstehen oft Leberschäden. Die Leber muss den Alkohol in großen Mengen abbauen und lagert dabei Fett ein, bis sie sich zur Fettleber entwickelt. Abhängige nehmen diese Veränderung erst dann wahr, wenn sich die Leber entzündet. Infolge einer längeren Entzündung wird

Lebergewebe abgebaut und durch Bindegewebe ersetzt. Diese Erkrankung nennt man Zirrhose. Darüber hinaus steigt auch das Risiko, an Leberkrebs zu erkranken. Viele klagen häufig über Verdauungsprobleme. Kein Wunder, denn alkoholische Getränke passieren den Magen-Darm-Trakt und richten dort erheblichen Schaden an. Die Folgen sind Sodbrennen oder Magenschleimhautentzündungen bis hin zu Darmkrebs. Oftmals kommt es zu Übelkeit und Erbrechen, die Nahrungsaufnahme ist unzulänglich. Alkoholabhängigkeit bei Männern kann eine Entzündung der Bauchspeicheldrüse hervorrufen.

Das Gehirn leidet bei übermäßigem Alkoholkonsum. Es gehen Hirnzellen verloren, was das Demenzrisiko steigert. Bei Alkoholabhängigen kann die Hirnaktivität abnehmen, wichtige Botenstoffe werden in ihrer Funktion eingeschränkt. Deswegen passen sich die verschiedenen Rezeptoren im Gehirn an die neue Situation an, was zu langfristigen Veränderungen des Botenstoffsystems führt. Gerade diese Schäden am Gehirn sind es, die viele verschiedene Probleme nach sich ziehen.

Nicht nur der Körper, auch der Geist leidet

Wenn von Alkoholmissbrauch die Rede ist, spricht man in erster Linie über die gesundheitlichen Schäden. Nicht selten hat die Alkoholabhängigkeit bei Männern direkten Einfluss auf das Umfeld. Sie sind oftmals nicht mehr in der Lage, unauffällig ihrer geregelten Arbeit nachzugehen. Ehen und Partnerschaften sind häufig gefährdet. Alkohol verändert die Persönlichkeit des Betroffenen – gelegentlich bis zur Unkenntlichkeit. Während manche Abhängige aggressiver werden, fallen anderen in eine Depression. Der Einfluss auf die Stimmungslage ist beträchtlich. Mit der Alkoholabhängigkeit gehen meist Scham-

und Schuldgefühle einher. Der Abhängige verspricht sich selbst hoch und heilig, mit dem Trinken aufzuhören, kann dies aber am Folgetag nicht umsetzen. In besonders schweren Fällen kann es zu Wahnvorstellungen und Halluzinationen kommen. Der Kontakt zu Mitmenschen ist häufig eingeschränkt, Freunde und Angehörige wenden sich oftmals zunehmend ab. Betroffene rutschen verstärkt in eine Isolation ab.

Besonders gefährdet für eine Abhängigkeit gelten Männer ab 45 Jahren, so der Alkohol seit Jahren missbräuchlich verwendet wurde. Alkohol hat zusätzlich eine toxische Wirkung auf die Hodenzellen, die für die Bildung von Testosteron verantwortlich sind. Unter der Einwirkung des Alkohols wird Testosteron in das weibliche Hormon Östradiol umgewandelt. Als Folge des hervorgerufenen Mangels an Testosteron können Erektionsstörungen einsetzen.

Klingt alles schlimm, oder? Ja, ist es auch. Achten Sie auf sich. Und machen Sie den Test mit sich selbst: Was fällt mir schwer, was nicht? Vor allem: Trinken Sie nicht jeden Tag. Und verlegen Sie die Flasche Wein aufs Wochenende. Das schont die Leber.

Und glauben Sie besser nicht der Universität von Bordeaux, wenn sie feststellt, dass das tägliche Glas Rotwein gesund ist. Das im Rotwein enthaltene Resveratrol soll gesundheitliche Vorteile haben, Entzündungen reduzieren und bei Herz-Kreislauf-Erkrankungen vorbeugen. Aber: In einer Flasche Rotwein stecken 0,1 bis 0,3 Milligramm Resveratrol. Das reicht bei Weitem nicht aus, um einen gesunden Lebensstil aufrechtzuerhalten. Dazu kommt noch eine erschütternde Botschaft für alle Rotweinfans mit Gesundheitsargumenten: Der Stoff befindet sich auch im Traubensaft. Prost!

WASSER IST LEBEN – NICHT NUR DAS BIER

Wenn man Männer nach ihrem Lieblingsgetränk fragt, liegt die Antwort auf der Hand: ein kühles Bier – Bier ist schließlich Leben, würden wir augenzwinkernd sagen. Doch das Bierchen nach dem Sport oder zum abendlichen Treffen ist eigentlich Gift für den Körper.

Was viel wichtiger ist, ist die Grundsubstanz, aus dem Bier besteht, nämlich Wasser. Dieses Getränk ist tatsächlich die Quelle allen Lebens. Während Bier jedoch in Maßen genossen werden sollte, gibt es beim Wasser eine klare Regel: Die Deutsche Gesellschaft für Ernährung empfiehlt den Konsum von 1,5 bis 2,5 Litern Flüssigkeit täglich, pro Kilogramm Körpergewicht um die 30 Milliliter.

Unser Körper zieht aber auch aus Nahrungsmitteln Wasser. Ein Drittel des Wasserbedarfs wird aus Obst und Gemüse gewonnen. Abhängig von den körperlichen Aktivitäten der jeweiligen Person kann dies jedoch auch mehr sein. Zu wenig Flüssigkeit hat schädliche Folgen für unsere Gesundheit und unser Wohlbefinden. Doch wofür ist Wasser wichtig und trinken wir Männer täglich genug davon?

Das Wasser und der Körper

Flüssigkeit ist überlebenswichtig für unseren Körper. Das wird daran deutlich, dass der Mensch ohne Essen bis zu 30 Tage überleben kann. Ohne Wasser hingegen sind es nur bis zu drei Tage.

Unser Körper besteht zu 60 Prozent aus Wasser. Das meiste davon ist in Bindegewebe und Muskeln gespeichert. Schon ein Mangel von zwei Prozent Flüssigkeit kann zu einer gesundheit-

lichen Schädigung führen. Ausreichendes Trinken äußert sich deutlich im Gesundheitszustand.
Die TK-Gesundheitsstudie zum Thema Wasser ergab, dass 73 Prozent der Befragten, die ihre Gesundheit als »sehr gut« einschätzten, annahmen, ausreichend zu trinken. Als »eher schlecht« wird der Zustand der eigenen Gesundheit von 60 Prozent der Befragten eingeschätzt, die angaben, nicht ausreichend zu trinken. Die tägliche Trinkmenge scheint also einen Zusammenhang mit der Gesundheit zu haben.

Wasser – Helfer des Körpers

Unser Körper besteht zu etwa 60 Prozent aus Wasser. Bei Säuglingen sind es sogar zwischen 70 und 80 Prozent. Wir gehen davon aus, dass wir pro Tag zwischen zwei und drei Litern Wasser verlieren, das wir laufend über unseren Darm, unsere Nieren sowie Haut und Lungen ausscheiden. Besonders bei sportlichen Aktivitäten, dem erhöhten Verzehr von Speisesalz oder Erkrankungen, wie Fieber, Durchfall oder Erbrechen haben wir einen besonders hohen Bedarf an Wasser. Deshalb ist es so wichtig, immer wieder für Nachschub zu sorgen. Wasser übernimmt in unserem Körper zahlreiche und sehr vielseitige Funktionen. Diese können aber erst erledigt werden, wenn wir unserem Körper genug Flüssigkeit zur Verfügung stellen und wir uns genug bewegen. Schauen wir uns einmal an, welche Wunderleistungen Wasser in uns vollbringt.

Säuberung Durch das Ausscheiden des Wassers wird bereits eine wichtige Funktion deutlich. Es dient dazu, Abfallstoffe aus dem Körper zu entsorgen. Vergleichbar mit einer Kläranlage, reinigen unsere Nieren täglich bis zu 1,7 Liter Blut und filtern alles heraus, was schädlich ist. So scheiden wir beispielsweise

Harnstoff und -säure, Kreatinin und überschüssige Salze aus. Diese werden durch das Wasser abtransportiert und über den Harn ausgeschieden.

Baustoff Ohne Wasser gäbe es unsere Körperzellen nicht. Wasser ist der wichtigste Bestandteil unserer Zellen und Flüssigkeiten.

Lösungsmittel Wasser löst beispielsweise Zucker, Vitaminteile und Mineralstoffe aus unserer Nahrung heraus. Außerdem verflüssigt Wasser unsere Nahrung und hilft dabei, dass sich diese durch den Darm bewegen kann.

Natürliche Kühlung Beim Schwitzen, einem der Vorgänge, bei dem wir Wasser wieder ausscheiden, wird unser Körper gekühlt. Wasser hat also zudem die Funktion, unsere Körpertemperatur zu regulieren. Weiterhin sorgt es dafür, dass unsere Organe funktionieren und unsere Haut elastisch bleibt.

Motor des Hirns Die menschliche Hirnmasse besteht zu 80 Prozent aus Wasser. Deshalb ist ein regulierter Wasserhaushalt im Hirn unabdingbar. Sowohl zu viel als auch zu wenig Wasser im Hirn haben Auswirkungen auf die Funktionalität, da die Weitergabe von Signalen beeinflusst wird. Für fast jede chemische Reaktion im Hirn wird Wasser benötigt, es dient als Leiter und Puffermaterial im Gewebe. Bereits ein geringer Mangel an Flüssigkeit kann zu Konzentrationsstörungen, Müdigkeit und Schwindel führen.

Unser Trinkverhalten 1,5 bis 2,5 Liter am Tag zu trinken, klingt auf den ersten Blick gar nicht mal so schwer. Ist es aber. Rund jeder fünfte Befragte der TK-Gesundheitsstudie gibt an, zu wenig zu trinken. 60 Prozent der befragten Frauen geben an, pro Tag genug zu trinken. Bei den Männern sind es 56 Prozent. Also nur knapp jeder Zweite schafft es, auf die geforderte Literzahl zu kommen. Deutlich beliebter bei Männern als bei Frauen sind Softdrinks. Auch der Alkoholkonsum ist bei Männern laut der Studie deutlich höher. Mit durchschnittlich 7,1 Gläsern pro Woche trinken Männer um die 120 Prozent mehr als Frauen mit durchschnittlich 3,2 Gläsern die Woche. Trotzdem steht Leitungswasser hoch im Kurs. 69 Prozent der Befragten zählen die Erfrischung aus der Leitung zum beliebtesten Durstlöscher.

Wasser und Sport: Die unterschätzte Bedeutung für die Leistung

Für Männer, die regelmäßig Sport treiben, ist Wasser von entscheidender Bedeutung. Bei körperlicher Aktivität verliert der Körper durch Schwitzen eine erhebliche Menge an Flüssigkeit, die ersetzt werden muss. Pro Stunde können wir mit einer zusätzlichen Flüssigkeitszufuhr von einem halben bis zu einem Liter rechnen. Wenn die Flüssigkeitsreserven nicht rechtzeitig aufgefüllt werden, sinkt die Leistungsfähigkeit rapide. Unsere Muskelzellen können bei einer guten Hydration effizienter arbeiten und zeigen weniger Ermüdung. Studien zeigen, dass bereits ein Flüssigkeitsverlust von nur ein bis zwei Prozent des Körpergewichts zu einer spürbaren Reduzierung der physischen Leistungsfähigkeit führt.

Sportlichen Menschen wird häufig nachgesagt, dass diese effizienter schwitzen. Und da könnte etwas dran sein. Die Stärke des Schwitzens ist weiterhin noch individuell, jedoch passt sich der Körper an die Trainingsbedingungen an und kann die körpereigene Kühlungsstation cleverer nutzen. So startet sie schneller und scheidet weniger Elektrolyte aus. Bei Untrainierten dauert dieser Vorgang länger und geht meistens über das Ziel hinaus. Ein stärkeres Schwitzen und ein höherer Elektrolytverlust ist die Folge.

Darüber hinaus spielt Wasser eine Schlüsselrolle beim Aufbau und Erhalt der Muskelmasse. Muskeln bestehen zu etwa 75 Prozent aus Wasser, und ein Wassermangel kann zu Muskelkrämpfen, verminderter Kraft und einer verzögerten Regeneration nach dem Training führen. Außerdem ist Wasser essenziell für die Verarbeitung von Eiweißen, die unter anderem für den Aufbau von Muskeln verantwortlich sind.

Richtig trinken

Wasser als Grundflüssigkeit ist unumgänglich und der Treibstoff unseres Körpers. Achten Sie darauf, bis zum Mittag etwa 60 Prozent Ihres Flüssigkeitsbedarfs zu sich genommen zu haben, so vermeiden Sie nächtlichen Harndrang. Starten Sie bereits morgens mit einem Glas Wasser zum Aufstehen und gleichen Sie den Flüssigkeitsmangel der Nacht aus. Der Konsum von Kaffee und Tee ist eingeschränkt ebenfalls zu den benötigten Litern hinzuzuzählen. Eine Menge von zwei bis drei Tassen sollte jedoch nicht überschritten werden.

Zuckerhaltige Getränke mit einer hohen Kalorienanzahl sind nicht zu empfehlen. Sie sorgen dafür, dass unser Körper besonders beim Sport mehr damit beschäftigt ist, die Energien des Softdrinks zu verarbeiten, als in unsere Leistung zu investieren. Kein Fitmacher zum Sport also. Ebenfalls nicht zu empfehlen sind Energydrinks, die durch allerlei kritische Inhaltsstoffe den Körper in Fahrt bringen. In Kombination mit Sport sind Nervosität, Herzrhythmusstörungen und Schlaflosigkeit nur ein Teil der unerwünschten Nebeneffekte.

Darüber hinaus ist der Konsum von Alkohol als Flüssigkeitslieferant keine gute Idee. Der Körper ist so sehr damit beschäftigt, den Alkohol wieder abzubauen, dass unseren Muskeln keine Aufmerksamkeit gewidmet wird – da ist das Training umsonst. Das bedeutet, dass unser Körper und unsere Muskeln in dieser Zeit keinen Regenerationsprozess durchlaufen. Pro Stunde arbeitet der Organismus 0,1 Promille ab. Bei einer Schlafdauer von acht Stunden und bei 0,8 Promille vor dem Einschlafen, ist der Körper also ausschließlich mit dem Abbau von Alkohol beschäftigt. Man kann sogar noch weitergehen: Alkohol ist mit das Schädlichste, was wir unserem Körper antun können. Regeneration und Reparaturprozesse bleiben nämlich gänzlich auf der Strecke. Das bedeutet, dass auch unser Alterungsprozess früher einsetzt und sich Stress potenziert. Unser Schlaf leidet, wenn wir Alkohol getrunken haben, da unser Stoffwechsel, statt zu ruhen, auf Höchstleistung läuft. Wir schlafen weniger tief, träumen häufiger schlecht und erholen uns nicht ausreichend. Die Annahme, dass das Glas Wein oder Bier eine tolle Belohnung für uns nach getaner Arbeit ist, ist demnach leider falsch. Indem wir durch Alkohol vermeintlich die Belastung des Tages loswerden, fügen wir unserem Körper noch mehr Belastung zu.

Empfehlung: Verzichten Sie in der Woche komplett auf Alkohol und achten Sie generell auf einen kontrollierten Konsum. Um das obligatorische Getränk nach dem Sport trotzdem genießen zu können: Probieren Sie doch ein alkoholfreies Bier oder eine Saftschorle im Verhältnis 1 : 2 (Saft zu Wasser). Nach dem Sport sehr zu empfehlen ist also der Konsum von Getränken, die unseren Elektrolythaushalt wieder auffrischen, wie die oben erwähnten Getränke. Dabei können Sie darauf achten, dass Sie Natrium, Kalium und Chlorid zu sich nehmen und integrieren.

Wasser und Alter

Ab einem Alter von 40 Jahren ändern sich die physiologischen Bedürfnisse des Körpers. Der Stoffwechsel verlangsamt sich, die Muskelmasse nimmt ab und das Risiko für bestimmte Erkrankungen wie Bluthochdruck und Diabetes steigt. Gleichzeitig sinkt das Durstgefühl, sodass viele Männer unbewusst weniger trinken, als ihr Körper benötigt.

Ein ausreichender Wasserkonsum hilft jedoch, die negativen Effekte des Alterns zu mildern. Er unterstützt die Hautelastizität, hilft, Gelenke und Knorpel geschmeidig zu halten, und beugt Dehydrierung vor, die oft mit Müdigkeit, Kopfschmerzen und sogar Herz-Kreislauf-Problemen einhergeht. Eine Harvard-Studie zeigt, dass Menschen, die ausreichend Wasser trinken, ein geringeres Risiko für Herzprobleme und Nierensteine haben – beides Erkrankungen, die mit dem Alter vermehrt auftreten.

TRINKEN NICHT VERGESSEN

Wasser ist lebenswichtig. Im Alltag, besonders im stressigen Job, neigen wir dazu, zu wenig zu trinken. Ein schneller Kaffee passt gut dazwischen, mit einer ausreichenden Menge an Wasser tun wir uns jedoch schwer. Diese Tendenz wird mit zunehmendem Alter noch deutlicher. Dies ist besonders problematisch, da die gesundheitlichen Folgen eines Wassermangels schwerwiegender sein können, als vielen bewusst ist. So können wir regelmäßig Wasser zu uns nehmen:

1. **Regelmäßige Trinkgewohnheiten entwickeln** Um den Flüssigkeitskonsum zu steigern, sollte das Trinken von Wasser zur festen Routine gehören. Ein Glas Wasser direkt nach dem Aufwachen, vor jeder Mahlzeit und während des Tages ist ein guter Anfang.

2. **Auf den Körper hören** Entwickeln Sie ein Gespür für Ihr Trinkverhalten. Zudem kann eine Überprüfung der Urinfarbe helfen, den Hydrationszustand einzuschätzen: Dunkler Urin deutet auf Wassermangel hin.
3. **Mehr wasserreiche Lebensmittel essen** Obst und Gemüse wie Gurken, Wassermelonen und Orangen enthalten einen hohen Wasseranteil und können den Flüssigkeitshaushalt auf natürliche Weise unterstützen.
4. **Koffeinhaltige Getränke einschränken** Koffein wirkt harntreibend und kann zu einem erhöhten Flüssigkeitsverlust führen.
5. **Sportgetränke bewusst einsetzen** Bei intensiven sportlichen Aktivitäten, die länger als eine Stunde dauern, können isotonische Getränke helfen, verlorene Elektrolyte und Flüssigkeit schneller zu ersetzen.

Wasser ist nicht nur ein Grundbestandteil des Bieres, sondern das Lebenselixier schlechthin. Für Männer, insbesondere ab 40 Jahren und bei sportlicher Betätigung, ist es entscheidend, den Körper ausreichend zu hydrieren – denn Wasser ist Leben.

KAFFEE – GENUSS ODER DOPING?

Für viele führt der erste Gang nach dem Aufstehen zur Kaffeemaschine. Das flüssige Gold ist unser täglicher Begleiter, um richtig wach zu werden und konzentriert durch den Tag zu kommen. Das klappt auch hervorragend – was wir nicht zuletzt daran merken, dass wir abends manchmal kein Auge zumachen können. Gibt es für das koffeinhaltige Getränk im fortgeschrittenen Alter bestimmte Verhaltensregeln und ist Kaffee vielleicht sogar mehr als nur ein Wachmacher und kurbelt ganz andere Prozesse in unserem Körper an?

Über den Tassenrand hinausblicken

Kaffee ist weltweit eins der beliebtesten Getränke. Auch in Deutschland gilt er mit einem Pro-Kopf-Konsum von 169 Litern pro Jahr als angesehenes Heißgetränk – das macht durchschnittlich vier Tassen Kaffee täglich. Spitzenexporteure des schwarzen Goldes sind Brasilien und Vietnam, Deutschland liegt auf Platz zwei der Importländer. Kaffeepausen stehen bei uns also hoch im Kurs. Kaffee ist weit mehr als nur ein Mittel, um den Schlaf zu vertreiben. Welche gesundheitlichen Auswirkungen hat Kaffee wirklich? Kann er sogar gezielt dabei helfen, unsere Gesundheit langfristig zu unterstützen?

Kaffee und Gesundheit

Rund um den 40. Geburtstag verändert sich unser Körper, wir nehmen an Gewicht zu und können einfach nicht mehr essen, was wir wollen. Mit steigendem Alter nimmt unsere Muskelmasse ab und unser Körper lagert mehr Fett ein. Das Risiko für Herz-Kreislauf-Erkrankungen und diverse andere Erkrankungen steigt an. Die Ernährung und gezielte Bewegung können uns dabei helfen, den Prozess zu verlangsamen.

Natürlicher Stoffwechsel-Booster Mit fortschreitendem Alter wird das Thema Stoffwechsel zunehmend wichtiger. Es gibt eine Reihe von Helfern, die uns unterstützen können. Studien zeigen, dass Koffein viele unserer Organe stimuliert und den Stoffwechsel im Körper steigert. Koffein wirkt zunächst auf unser zentrales Nervensystem. Es blockiert unsere Adenosinrezeptoren, die unter anderem für Müdigkeit sorgen. Die Dämpfung unserer zentralen Neuronen stimuliert unser sympathisches Nervensystem. Dadurch wird die Energieproduktion gesteigert, die sich aus Glykogenolyse und Fettgewebe speist. Eine weitere

Studie hebt sogar hervor, dass Koffein den Stoffwechsel um bis zu elf Prozent ankurbeln kann.

Gesteigerter Harndrang Koffein steigert die Durchblutung unserer Nieren. Dies zielt aber nur auf die Flüssigkeit ab, die sich außerhalb der Zellen befindet, und meist handelt es sich um die Ausscheidung von Wasser und Natrium. Achtung! Koffeinhaltige Getränke sind deshalb aber nicht geeignet, um den Flüssigkeitshaushalt des Körpers wieder aufzufüllen.

Entzündungshemmung nach Plan Weitere Studien zeigen, dass der Konsum von Kaffee Biomarker oxidativen Stresses und Entzündungen sinken lässt und so das Risiko für Herz-Kreislauf-Erkrankungen senkt. Präklinische Ergebnisse decken diese Erkenntnisse. Die Verstärkung intrazellulärer Antioxidantien könnte die verstärkten therapeutischen Wirkungen von Kaffee erklären. Kaffee und die darin enthaltenen Stoffe können in der Zelle antioxidativ wirken, also Alterungsprozesse dort durch die enthaltenen Stoffe reduzieren. Auch die Antioxidans Chlorogensäure trägt dazu bei, das Risiko für Typ-2-Diabetes zu senken, eine Erkrankung, die bei Männern ab 40 vermehrt auftritt.

Herz Während lange Zeit angenommen wurde, dass Koffein den Blutdruck negativ beeinflusst, zeigen neuere Studien, dass moderater Kaffeekonsum das Risiko für Herzerkrankungen nicht erhöht – im Gegenteil, er könnte es sogar senken. 36 Studien mit über einer Million Teilnehmenden ermittelten einen »sweet spot« des Kaffeekonsums. Personen, die täglich drei bis fünf Tassen Kaffee tranken, hatten ein um 15 Prozent geringeres Risiko für Herzinfarkte im Vergleich zu Nicht-Kaffeetrinkern. Kaffee sollte jedoch bewusst getrunken werden. Koffein regt den Blutdruck um 10 bis 14 Millimeter Quecksilbersäule (mmHg) systolisch und sieben bis zehn mmHg diastolisch an, was bei einer Bluthochdruckthematik beachtet werden sollte.

Prostata Eine überraschende Entdeckung: Mehrere Studien legen nahe, dass regelmäßiger Kaffeekonsum das Risiko, an Prostatakrebs zu erkranken, senken kann. Das Risiko zu erkranken war bei den Kaffee trinkenden Männern um neun Prozent geringer als bei Männern mit dem niedrigsten Kaffeekonsum. Jede weitere getrunkene Tasse soll demnach das Risiko um ein Prozent senken.

Wie wirkt Koffein?

Die Magensäure spaltet Koffein in seine Bestandteile Wasserstoff, Kohlenstoff, Stickstoff und Sauerstoff auf. Die Aufnahme des Koffeins erfolgt im Magen und Darm. Koffein braucht schätzungsweise 20 bis 60 Minuten, damit es seine volle Wirkung entfalten kann. Abhängig von dem, was wir gleichzeitig essen, dauert der Prozess länger. Für den Abbau von Koffein benötigen wir etwa 3,7 Stunden. Dies hängt aber auch von unterschiedlichen Faktoren wie beispielsweise der Menge des Koffeins ab.

> ***Tipp:** Kaffee kann kurzfristig helfen, uns länger wach zu halten. Durch die Halbwertszeit des Koffeins sollten wir darauf achten, zwischen Bettruhe und Kaffeekonsum etwa vier Stunden Pause zu lassen.*

Bewegung und Leistungsfähigkeit: Kaffee als natürliche Leistungssteigerung

Sicher ist: Koffein wirkt insbesondere beim Kraftsport als leistungssteigernd. Als Ursache wird die Beeinflussung des zentralnervösen Nervensystems genannt. Gesicherte positive Wirkungen sind die verminderte Ermüdung sowie die Stimmungs- und Motivationssteigerung. Studien zeigen, dass Koffein die physische Leistungsfähigkeit verbessern kann, indem es die Fettverbrennung während des Trainings fördert und so mehr Energie für die Muskeln bereitstellt. Wenn Kaffee vor einem Training konsumiert wird, kann er die Ausdauer und die muskuläre Leistungsfähigkeit um bis zu 12 Prozent steigern. Wer jedoch regelmäßig Koffein konsumiert, sollte beachten, dass eine Toleranzentwicklung entsteht.

Anders als beim Ausdauersport, bei dem eine gleichmäßige Herzfrequenz erzielt werden soll, kann durch eine (normale) Erhöhung der Herzfrequenz beim Krafttraining die Trainingsintensität und damit auch der Trainingseffekt gesteigert werden. Die freigesetzte explosive Energie ist dem Kraftsport sehr zuträglich, während der Ausdauersport eher durch eine kontinuierlich anhaltende Energiereserve Erfolg verzeichnet. Insgesamt konnten verschiedene Studien belegen, dass sich in den folgenden Bereichen durch den Konsum von Koffein Vorteile auftun: Muskuläre Ausdauer, Bewegungsgeschwindigkeit und Muskelkraft, Sprint-, Sprung- und Wurfleistung. Zudem zeigt sich ein breites Spektrum an aeroben und anaeroben sportartspezifischen Wirkungen.

Eine kleine Anekdote zwischendurch: In den 80er-Jahren wurde im Sport reichlich mit dem Konsum von Koffein herumexperimentiert. Daraufhin erklärte das International Olympic Committee (IOC) Koffein zu einer verbotenen Substanz. Die Wirkung von Koffein sollte bei Wettkämpfen ausgeschlossen werden, deshalb wurde ein Wert von 12 µg/ml festgelegt, der höchstens im Urin messbar sein durfte. 2004 wurde Koffein wieder von der Dopingliste entfernt, da es schwer war, den Gehalt exakt zu messen, außerdem ließ sich nur eine geringe Auswirkung auf die Leistungsfähigkeit feststellen. Aktuell befindet sich Koffein auf der Liste der zu beobachtenden Substanzen – mal schauen, was die Forschung noch herausfindet.

Amüsante Fakten rund um Kaffee

Zum Abschluss ein paar kuriose und spannende Fakten, die den Kaffeegenuss mit einem Lächeln begleiten:

1. **Kaffee macht klüger!** Koffein blockiert den Neurotransmitter Adenosin, wodurch das Gehirn stimuliert wird. Das steigert nicht nur die Wachheit, sondern auch die kognitive Leistungsfähigkeit, was sich in einer verbesserten Aufmerksamkeit und Reaktionszeit zeigt.
2. **Kaffee und Langlebigkeit:** Mehrere Studien zeigen, dass regelmäßiger Kaffeekonsum mit einer längeren Lebensdauer einhergeht. Vielleicht wird der morgendliche Cappuccino zur neuen Geheimwaffe für ein langes Leben!
3. **Kaffee senkt das Risiko für Depressionen:** Überraschenderweise reduziert Kaffeekonsum das Risiko, an Depressionen zu erkranken. Besonders für Männer, die in dieser Lebensphase häufig mit beruflichem und persönlichem Stress zu kämpfen haben, kann dies eine kleine Erleichterung sein.
4. **Der berühmte »Nachmittagstiefpunkt«:** Besonders spannend ist, dass der Zeitpunkt, an dem man Kaffee trinkt, die Effizienz beeinflusst, haben Forscher herausgefunden. Zwischen 9.30 und 11.30 Uhr sowie am Nachmittag zwischen 13.30 und 15.30 Uhr entfaltet Kaffee am besten seine Wirkung.

Fazit: Kaffee – mehr als nur ein Wachmacher

Kaffee ist weit mehr als nur ein Wachmacher. Er kann als natürlicher Helfer im Kampf gegen gesundheitliche Herausforderungen wie Übergewicht, abnehmende Leistungsfähigkeit und Herz-Kreislauf-Probleme dienen. Darüber hinaus macht er das Leben nicht nur energetischer, sondern kann – mit einer Prise Humor – vielleicht sogar zu einem längeren Leben beitragen.

Natürlich sollte der Konsum von Kaffee immer in Maßen erfolgen, und wie bei allen Ernährungs- und Lebensstilfragen gilt: Jeder Körper ist anders. Für unsere Gesundheit im fortschreitenden Alter lohnt es sich jedoch, das beliebte Getränk genauer zu betrachten und seine gesundheitlichen Vorteile zu nutzen. Prost - oder besser gesagt: zum Wohl!

TEE

Tee steht für Gemütlichkeit und Wohlbefinden - auf der Liste beliebter Getränke kommt er bei uns Männern aber relativ selten vor. Der Griff zu einer kraftspendenden Tasse Kaffee ist uns deutlich vertrauter. Wir sind schließlich keine Tee trinkenden Yogis! Was wir nicht ahnen: Tee könnte weitaus mehr als ein Getränk sein, er ist vielmehr ein echter Geheimtipp für Kraft, Ausdauer und Gesundheit. Männer, vielleicht ist es Zeit, die Teekanne aus dem hintersten Winkel des Küchenschrankes zu kramen?

Tee - mehr als nur ein Getränk

Bevor wir uns näher mit den gesundheitlichen Auswirkungen von Tee beschäftigen, wollen wir uns zunächst einige spannende Fakten über das Getränk »Tee« zu Gemüte führen. Neben Wasser gilt Tee als zweitbeliebtestes Getränk weltweit - etwa zwei Drittel der Weltbevölkerung trinkt Tee. Zu den Hauptexportländern zählen China, Sri Lanka, Indien und Kenia, die neben weiteren, kleineren Ländern, jährlich etwa 6,5 Millionen Tonnen Tee produzieren - Tendenz steigend. Früher wurde Tee sogar als Zahlungsmittel verwendet. Schon damals war der hohe Wert des Tees im Bewusstsein der Menschen verankert.

Zur Herstellung von Tee werden Blätter, Knospen und Stiele der Teepflanze *Camellia sinensis* verwendet. Aus dieser Pflanzenart entstammen die »klassischen« Teesorten: schwarzer Tee, grüner Tee, weißer Tee und Oolong-Tee.

Die Entstehung der Teesorten unterscheidet sich darin, dass manche von ihnen einem natürlichen Oxidationsprozess ausgesetzt werden und bei anderen das Oxidieren verhindert wird. Das Aroma und die Farbe des schwarzen Tees entstehen durch den Oxidationsprozess. Grüner Tee behält seine Farbe, da er großer Hitze ausgesetzt wird und somit der Oxidationsprozess verhindert wird. Für Rooibos-, Pfefferminz- und Früchtetees werden üblicherweise Trockenfrüchte, Kräuter oder Blätter des Rooibos verwendet. Deshalb werden diese Getränke als »teeähnlich« und nicht als »Tee« bezeichnet.

Ist Tee gesund?

Zahlreiche Studien untersuchen die Wirksamkeit der Teepflanze auf die Gesundheit, insbesondere von grünem und schwarzem Tee. Faszinierend für die Wissenschaft sind die positiven Eigenschaften auf unsere Gesundheit, die den Teesorten nachgesagt werden. Diese weisen eine positive Auswirkung auf unser Training, den Regenerationsprozess und die Prävention für Krankheiten auf. Angesichts der Wehwehchen, die uns Männer mit zunehmendem Alter plagen, klingt das sehr interessant! Nehmen wir die Ergebnisse der Forschung über den Konsum von grünem bzw. schwarzem Tee einmal genau unter die Lupe.

Kardiovaskuläre Erkrankungen: Ab 40 Jahren steigt das Risiko einer Herzschwäche zunehmend an. Während das weibliche Geschlecht durch das Hormon Östrogen einen Schutzfaktor aufweist, sind Männer im fortschreitenden Alter besonders gefährdet. Umso besser, dass das Trinken von grünem Tee das Auftreten von kardiovaskulären Erkrankungen senken soll. So wurden in einer Studie bei einem Konsum von täglich mindestens drei Tassen grünem Tee insgesamt **20 Prozent weniger Herzerkrankungen und Schlaganfälle** gemessen.

Niedrigeres Sterberisiko: Die durchschnittliche Lebenszeit beträgt 78,6 Jahre bei Männern und 83,5 Jahre bei Frauen. Eine chinesische Studie fand heraus, dass Probanden, die mehr als dreimal täglich grünen Tee tranken, ein **15 Prozent niedrigeres Sterberisiko aufwiesen** als die restliche Population.

Sinkender BMI: In Deutschland gelten rund zwei Drittel der Männer als übergewichtig. Während des Alterungsprozesses nimmt unsere Muskelmasse ab, die einen höheren Energieverbrauch als Fett aufweist. Außerdem verlangsamt sich der Stoffwechsel durch die Abnahme des männlichen Testosteronspiegels, was unter anderem zur Zunahme von Fettgewebe führt. In einer Untersuchung mit 131 000 Probanden konnte ermittelt werden, dass Teilnehmende, die täglich mehr als vier Tassen grünen Tee tranken, **durchschnittlich niedrigere Werte in den Bereichen Cholesterin, BMI, Blutdruck und Blutzucker aufwiesen.**

Prostatakrebs: Das Risiko, an Prostatakrebs zu erkranken, steigt im Laufe des Alters. Es liegt bei 35-jährigen bei unter 0,1 Prozent und steigt stetig an. Bei 75-Jährigen beispielsweise auf bis zu fünf Prozent. Auffällig ist, dass Männer afrikanischen oder asiatischen Ursprungs eher selten an Prostatakrebs erkranken. Eine chinesische Studie ermittelte, dass das Risiko, an **Prostatakrebs** zu erkranken, bei täglichem Konsum einer Tasse grünen Tee **um zwei Drittel gesenkt** wird.

Trainingseffekt: Ab dem 30. Lebensjahr verliert der Mensch stetig an Muskelmasse. Bewegungsmangel beschleunigt diesen Prozess. Außerdem kann der Körper Eiweiß nicht mehr so gut verwerten. Studien belegen, dass der Stoff EGCG, der im grünen Tee enthalten ist, einerseits die **Proteinsynthese im Muskel anregt und andererseits den muskulären Proteinabbau im Muskel hemmt.**

Anti-Aging: Im Laufe des Lebens verliert die Haut an Feuchtigkeit und Elastizität. Dies zeigt sich in der allmählichen Faltenbildung. Studien zeigten, dass grüner Tee die Blutgefäßbildung in der Haut senkt, was **Hautkrankheiten mit Gefäßerweiterungen reduziert**. Weiterhin konnte auch die **Heilung UV-bedingter Hautschäden** in Experimenten nachgewiesen werden.

Haben wir nun endlich das Wundermittel der ewigen Jugend und unserer Gesundheit gefunden?

Über die Teetasse hinausschauen

In vielen Studien über die Wirkung von Tee auf das Training und die generelle körperliche Entwicklung können positive, jedoch nicht umfassend wissenschaftlich haltbare Ergebnisse festgehalten werden. Ob die Ergebnisse ausschließlich auf die im grünen Tee enthaltenen Stoffe zurückzuführen sind, ist bislang nicht geklärt. Viele Studien wurden bislang entweder nur mit Tierexperimenten durchgeführt oder lediglich in einer Bevölkerungsgruppe, insbesondere im asiatischen Raum. Es kann nicht gänzlich ausgeschlossen werden, dass andere Lebensumstände ebenfalls positive Auswirkung auf die Gesundheit und das Training der Teilnehmenden gehabt haben. Deshalb ist die Übertragbarkeit auf andere Bevölkerungsgruppen schwierig. Zudem wurden oft einzelne Inhaltsstoffe des grünen Tees extrahiert, die einer vergleichbaren Konzentration durch den alleinigen Konsum von grünem Tee nicht entsprechen. Der Teekultur wird ein achtsamer Konsum nachgesagt. Diese bewusste Verkostung wirkt sich sicherlich neben den gesundheitsfördernden Inhaltsstoffen des grünen Tees ebenso positiv auf das gesamte Stresserleben und den Körper aus. Aus diesen Erkenntnissen können wir Schlüsse für unseren Alltag ableiten. Schauen wir einmal hin, welche Inhaltsstoffe gesichert positive Auswirkungen auf unseren Körper haben.

Was ist in der Tasse drin?

So ganz lässt uns die Superwirkung von grünem Tee noch nicht los – deshalb schauen wir uns an, welche Inhaltsstoffe im grünen Tee zu finden sind und wobei diese unseren Körper unterstützen.

Der am häufigsten genannte Inhaltsstoff des grünen Tees ist das sogenannte EGCG (Epigallocatechingallat), das den Catechinen zugeordnet wird und der Gruppe der Flavonoide angehört. In Catechinen lässt sich eine hohe antioxidative Wirkung nachweisen, die dafür sorgt, dass andere Stoffe nicht oxidieren oder die Oxidation verlangsamt wird. Die Forschung geht davon aus, dass Catechine aggressive Sauerstoffradikale neutralisieren und somit Zellschäden oder Schäden in der DNA aufhalten. Ähnlich wie bei einer Impfung erhöht Grüntee zunächst den oxidativen Stress, was zu einer Steigerung der Abwehrfähigkeit führt. Abgrenzend zu einer Impfung, bei der das Immunsystem Abwehrstoffe produziert, werden durch die Catechine körpereigene Antioxidantien aktiviert. Dieser Vorgang ist mit sportlichen Aktivitäten vergleichbar, bei denen sich durch den gesteigerten oxidativen Stress auch die Abwehrmechanismen des Körpers steigern.

Achtung: Auf die Dosis kommt es an! Eine zu hohe Konzentration von Catechinen kann zu Schädigungen der Leber führen. Dies ist der Fall, wenn das EGCG als Nahrungsergänzungsmittel konsumiert wird, wobei die Konzentration deutlich höher ist als bei einer herkömmlichen Tasse Tee.

Grünem Tee wird wie Kaffee eine wach machende Funktion nachgesagt. Dies liegt am Koffeingehalt, der sich in der Teepflanze befindet. Ob man von Teein oder Koffein spricht, meint auf chemischer Basis genau dieselbe Substanz. Unterschiedlich ist jedoch, dass geröstete Kaffeebohnen mit 1,3 bis 2 Prozent einen etwas niedrigeren Anteil an Koffein enthalten als die Blätter des schwarzen oder grünen Tees mit 3 bis 3,5 Prozent. Der anregende Effekt von Koffein tritt im Kaffee schneller auf. Bis die Wirkung des Tees eintritt, dauert es hingegen etwas länger, dafür hält die wach machende Funktion länger an als beim Kaffee. Wer also länger wach bleiben möchte, greift zum Tee. Die im Tee enthaltenen Gerbstoffe wirken ebenfalls antioxidativ. Sie weisen eine zellschützende Aktivität auf und sind entzündungslindernd. Der Wirkstoff L-Theanin wirkt stressreduzierend und positiv auf die Psyche.

Tee im Alltag

Fakt ist: Wer teeähnliche Getränke oder reinen Tee trinkt, fördert die körperliche und psychische Gesundheit. Tee bildet eine abwechslungsreiche Alternative zur empfohlenen täglichen Leitungs- oder Sprudelwasseraufname. Die Bundeszentrale für gesundheitliche Aufklärung empfiehlt den Konsum von maximal drei bis vier Tassen von Kaffee bzw. grünem oder schwarzem Tee täglich und zählt die Getränke eher zu Genussgetränken als zu Durstlöschern. Als kalorienfreies Getränk sorgt Tee dafür, dass wir genügend Flüssigkeit aufnehmen und uns keine

Sorgen über eine Gewichtszunahme machen müssen. Grüner Tee kann eine gute Alternative zur täglichen Tasse Kaffee darstellen und beinhaltet zahlreiche positive Inhaltsstoffe. Achten Sie darauf, dass Sie zwischen dem Konsum einer Tasse grünem oder schwarzem Tee und Ihrer Schlafenszeit genug Abstand lassen, denn das Teegetränk wirkt aktivierend. Wie wäre es mit einer kleinen Challenge? Fordern Sie sich heraus und trainieren Sie Ihre Geschmacksknospen in einer Teeverkostung. So kommen Ihr Hirn und Ihre Geschmackssinne richtig in Fahrt.

Kaffee putscht schnell auf, doch die Wirkung versiegt auch ziemlich schnell wieder. Bei Tee erfolgt die Wachmacherfunktion langsam, aber dafür hält die Wirkung deutlich länger an. Beim Kaffee muss man also, um wach zu bleiben, recht schnell wieder zur nächsten Tasse greifen, was beim Tee nicht nötig ist. Wer also länger wach sein möchte, greift besser zum Tee.

PROPORTIONEN DURCH PORTIONEN – DAS GEWICHT

»Unsere Figur mit ihren individuellen Proportionen ist nicht durch das Erreichen eines bestimmten Körpergewichts zu manipulieren. Ein niedriges Körpergewicht garantiert nicht automatisch eine Traumfigur.«

Sabine Reichelt, Ernährungswissenschaftlerin

Lassen Sie uns also mal über jeden von uns reden. Den Mann, der im Laufe seines Lebens mit seinen Proportionen verschiedene Stadien durchmacht. Wir wollen nicht alle aufzeigen, aber fast allen ist gemeinsam: Als Kind sind wir meistens schlank und wenn wir zwischendurch nicht aufpassen, dann bekommen wir alle am Ende dünne Beine und einen dicken Bauch. Klingt nicht schön, ist es auch nicht. Denn wenn die Beine erst einmal dünn sind und der Bauch dick, kostet es Zeit und Geduld, das wieder zu ändern. Dass sich die Proportionen im Laufe des Alters ändern, ist allerdings ein Prozess, den wir nicht verhindern können. Jeder Mann bekommt sein Fett weg. Oder besser dran. Mit steigendem Alter verändern sich Stoffwechsel und Körperzusammensetzung. Der Körper stellt von Wachstum auf Erhalt von Körpermasse um. Ab dem 40. Lebensjahr gibt es diese Veränderung. Und das ist nicht unbedingt schlecht. Man schafft sich sozusagen einen Puffer für schlechte Zeiten. Glaubt man Untersuchungen, sterben leicht Übergewichtige nämlich auch nicht eher als Normalgewichtige. Ganz im Gegenteil. Laut US-Gesundheitsbehörde CDC haben Menschen mit leichtem Übergewicht sogar eine sechs Prozent geringere Sterblichkeit verglichen mit Normalgewichtigen. Für diese Erkenntnis wurden 97 Studien mit insgesamt annähernd drei Millionen Teilnehmern verglichen.

Der Grund: Gerade in der dritten Lebenshälfte können ein paar Pfunde mehr durchaus nützlich sein, wenn schwere Krankheiten zu überstehen sind, bei denen man ein bisschen von sich zehren kann. Außerdem gibt es den Rat, als älterer Mensch eher nicht deutlich abzunehmen, da anstatt der Fette eher Muskelmasse abgebaut wird.

Die Muskeln selbst bleiben aber auch im Alter das Zünglein auf der Waage. Es verändern sich nämlich viele Parameter, die sich entscheidend auf das Gewicht auswirken. Der Fettanteil steigt, Körperwasser und Muskelmasse nehmen ab. Und gerade die brauchen wir. Nicht nur, um stabil zu bleiben für den Alltag, sondern als Verbrennungsmotor. Da der Grundumsatz (die Energie, die wir in Ruhe verbrauchen für so alltägliche Dinge wie Herzschlag, Atmung usw.) durch weniger Bewegung und weniger Muskelmasse immer weiter sinkt, wird kalorienreiches Essen immer mehr zum Problem. Frei nach dem Satz »Ich esse gar nichts und nehme trotzdem zu!«, der auffallend stimmt. Wer nichts verbrennt, nimmt zu, auch wenn er wenig zu sich nimmt. Deshalb liegt ein Hauptaugenmerk auf der Muskulatur und damit auf der Bewegung. Nur sie hilft uns, quasi gratis, beim Abnehmen. Durch den Aufbau von Muskeln. Also: Nicht jeder, der vordergründig »mollig« ist, ist gleichzeitig Patient. Und schon gar nicht im Nachteil. Hauptsache, er ist fit. Dann ist er sogar im Vorteil.

Man darf sich also auch ein bisschen mehr erlauben. Und Körperfett ist nicht per se nutzlos und schlecht. Denn schon die Vorfahren wussten: Für schlechte Zeiten kann man sich Kapazitäten anlegen. Und die stammen natürlich aus nicht benutzter Nahrungsenergie.

Aber die Betonung liegt auf »ein bisschen«. Die meisten Ärzte haben sowieso eine klare Regel. Die heißt Body-Mass-Index, kurz BMI. Also dem Verhältnis von Körpergröße und Gewicht. Ab einem BMI von 25 ist man übergewichtig, ab 30 fettleibig. So einfach, so Waage. Entschuldigung, kleines Wortspiel. Seien Sie froh, dass Sie nicht in England oder den USA leben. Denn dort werden die Prämien in der Krankenversicherung mit einem zu hohen BMI nach oben angepasst. Sozusagen als erzieherische Maßnahmen. Und das trotz der Tatsache, dass die Rechnung schon lange nicht mehr aufgeht. Denn zum einen geht in die Berechnung das Gesamtgewicht ein. Ohne zu hinterfragen, woraus es besteht. So ist es möglich, dass ein gut trainierter Sportler plötzlich übergewichtig scheint, da Muskeln schwerer als Fett sind. Zum anderen werden Bewegungsgewohnheiten nicht beurteilt. Der BMI alleine reicht also für eine individuelle Gesundheitsfolgenabschätzung bei Weitem nicht aus.

Woher kommt das eigentlich?
Dicker Bauch, dünne Beine

So, das war es mit unserem kleinen Vorgeplänkel. Und damit zum Bauch. Der mit zunehmendem Alter anwächst. Da machste nix! Aber er ist leider so gut zu sehen. Und gehört für viele Männer immer noch dazu. Früher mal als Wohlstandsbauch bezeichnet, nach dem Krieg, als fettes Essen ein Statussymbol war und signalisierte: Schaut her, mir geht es gut, ich kann es mir leisten. Mein (Peters) Opa war so ein Exemplar. Er hatte in den 1970ern die Hose so weit über den Bauch geschoben, dass sie fast unter der Brust hing. Wir Kinder fanden das lustig. Vor allem wenn er im Sitzen das Glas auf dem Bauch abstellte.

So ein Bauch war jedoch nicht erst nach dem Krieg zu sehen. Schon im Mittelalter, in dem bekanntlich gern und viel gegessen und getrunken wurde, schenkte man ihm Aufmerksamkeit durch viele verschiedene Namen. Jogging-Runden nach der Tafelrunde waren damals höchstwahrscheinlich eher eine Ausnahme. Der Ranzen ist so ein Begriff, in England heißt er *potbelly,* in Frankreich *brioche,* der Italiener hat einen *pancione* und der Spanier ist eher liebevoll mit seinem *curva de la felicidad.* Aber alle meinen damit den Bauch. Den schon etwas ausgedehnten, der sich ziemlich unterscheidet von unseren Waschbrettbäuchen früherer Jahre. Man kann ihn drehen und wenden, wie man will. Er ist gewachsen. Und mit ihm die Zahl der Männer, die dadurch übergewichtig werden. 70 Prozent der Männer über 55 sind es schon. Tendenz steigend. Doch woher kommt der Bauch? Sie ahnen es. Wer über Jahre immer mehr zu sich nimmt, als er verbraucht, legt eben zu. Während der Kalorienbedarf des Körpers immer weiter zurückgeht und wir uns weniger bewegen, essen wir weiterhin fleißig weiter wie immer. Und da die Ernährungsgewohnheiten bleiben, essen viele weiter zu fett.

Das ist ein schleichender Prozess. Im Schnitt sind das bis 500 Gramm pro Jahr. Und da kommt im Laufe der Zeit einiges zusammen, was wir vorne anlegen und dann vor uns hertragen. Und das können nur wir Männer. Denn das Fettverteilungsmuster bei Frauen ist komplett anders. Da spielt die Genetik eine Rolle. Die Frauen sind im Obstkorb eher die Birne, weil sich das Fett eher an Gesäß, Oberschenkel und Hüften ansammelt. Sie können nach der Menopause durch den Hormonwechsel aber ebenfalls zum Apfel werden. Bei Männern dominiert der Apfel von vornherein. Und der signalisiert, egal ob süß oder sauer: Alles in die Körpermitte. Wenn dann die Beine nicht mehr trainiert werden und die Muskulatur schwindet, gibt es das Phänomen mit dünnen Beinen und dickem Bauch. Da kann sogar Ihr BMI in Ordnung sein und trotzdem spricht man von schlanken Kranken. Denn das Fett versteckt sich im Bauchraum. Und das kann gefährlich werden.

Viszerales, also zu den Eingeweiden gehörendes, Bauchfett ist hormonell aktiv und fördert das Risiko für eine Vielzahl von Krankheiten. Es liegt in der Bauchhöhle, legt sich um die Organe und ist ein ganz anderes Gewebe. Es ist viel besser durchblutet, enthält mehr Nerven. So reagiert es empfindlicher auf Stresshormone. Botenstoffe aus dem Bauchfett greifen in den Stoffwechsel ein und können krank machen: Hoher Blutdruck oder Entzündungen sind Folgen. Im schlimmsten Fall lösen sich Fettsäuren aus dem Bauch und gelangen in die Blutbahn. Das kann gefährlich werden für das Herz. Das gilt besonders, wenn Sie der sogenannte Apfel-Typ sind. Der Ort, an dem das Fett sitzt, beeinflusst Gesundheit und Lebenserwartung. Dünn, aber dicke »Plautze«, wie man im Ruhrgebiet den Bauch liebevoll nennt, ist also ein Risikofaktor. Am Gewicht lässt sich nicht unbedingt ablesen, ob zu viel Bauchfett vorhanden ist. Der Bauchumfang ist das Objekt der Begierde.

> *__Tipp:__ Messen Sie den Bauch mit einem Maßband in der Mitte zwischen dem unteren Rand der letzten Rippe und dem oberen Rand des Beckenknochens. Halten sie nicht die Luft an! Sondern messen Sie nach dem Ausatmen. Bei Frauen ab 88 Zentimetern und bei Männern ab 102 Zentimetern ist das Risiko für Erkrankungen stark erhöht.*

Interessant ist der Unterschied zwischen harter Wampe und Schwabbelbauch. Mit der Hand greifbares Fett liegt über der Bauchmuskulatur. Dieses Unterhautfettgewebe *(subkutan)* ist weniger gefährlich als das sogenannte viszerale Fett, das sich unter der Muskulatur und in der Bauchhöhle befindet. Allerdings sollte man sich auch nichts vormachen: Wer einen starken Schwabbelbauch hat, der hat meistens auch zu viel viszerales Fett. Und der Spruch »Das kann kein Fett sein, der Bauch ist ja ganz fest« ist völlig falsch. Die gespannte Bauchdecke ist eher ein Warnhinweis. Denn das Fett im Bauch führt zu einer erhöhten Spannung der Bauchdecke. Eine amerikanische Studie fand heraus, dass das Risiko einer Herzkrankheit bei großem Bauchumfang 40 Prozent höher ist als bei Bauchlosen.

Das Märchen vom Bierbauch

Bevor wir uns um Maßnahmen kümmern, wie wir den Bauch wieder loswerden oder eindämmen, noch kurz zum Thema Bierbauch. Weintrinker behaupten ja, sie können ihn nicht bekommen. Das ist nicht richtig. Und auch nicht richtig ist, dass der Bierbauch vom Bier kommt. Der Bauch kommt vom Essen. Und allgemein vom Alkohol. Früher, gerade auch bei uns im Ruhrgebiet, wurde nur Bier getrunken. Wahrscheinlich war der Bauch deshalb mit Bier assoziiert. Im Prinzip aber gibt es folgende folgenschwere Kette: Wir trinken Alkohol, der hochkalorisch ist, aber nicht satt macht, das steigert den Appetit und wir nehmen noch mehr Kalorien zu uns. Ein Doppelwhopper, der zum Bauch führt. Egal mit welchem Alkohol.

Forscher des Deutschen Instituts für Ernährungsforschung in Potsdam gingen dieser Frage nach. Sie suchten nach dem Zusammenhang zwischen Alkoholkonsum, Körpergewicht und Taillenumfang und werteten die Daten von mehr als 250 000 Erwachsenen aus. Und das Ergebnis war eindeutig: Männer, die jahrelang mehr als zwei Gläser Alkohol pro Tag getrunken hatten, wogen mehr als eine Vergleichsgruppe, die nur gelegentlich trank. Außerdem legten die Vieltrinker an der Taille deutlich zu. Der Effekt war bei Bier- und Weintrinkern ähnlich groß. Möglich aber ist, dass der Weintrinker eher ein Genusstrinker ist, mit Bier aber auch der Durst gelöscht wird. Deshalb ein erster Tipp: Zum Durstlöschen Finger weg vom Bier.

Was tun gegen die Wampe?

Der Bauch muss weg. Oder zumindest Teile davon. Die Erkenntnis sollte sich bisher durchgesetzt haben. Doch hier gilt: Wer sklavisch die Waage im Auge behält, wird vermutlich scheitern. Ebenso wie derjenige, der sich Ziele setzt, die er nicht einhalten kann. Am liebsten hätte man natürlich, dass der jahrelang angefuttert und angetrunkene Vorrat im vorderen Bereich in wenigen Wochen wieder weg ist. Das wird nicht funktionieren. Doch schon kleine Schritte lohnen sich. Es müssen nicht die in der Werbung so oft gezeigten 40 Kilo sein. Wie schön wäre es, sieben Kilo abzunehmen und sein Verhalten langfristig zu ändern. Der Applaus für den Kilo-Crash ist nämlich schneller verklungen, als Sie denken – und Sie selbst sitzen in der Falle. Wer ständig auf die Waage schielt, wird jeden Stillstand und

Rückfall als Scheitern interpretieren. Und sich damit um die kleinen Erfolge bringen.

Die Washington University in St. Louis macht Hoffnung, dass gerade diese kleinen Erfolge demnächst beachtet werden. Denn die Forscher bestätigten, dass schon ein Abspecken von fünf Prozent die Gefahr von vielen gewichtsbedingten Krankheiten deutlich reduziert. Das bezieht sich vor allem auf Diabetes und koronare Herzkrankheiten. Der Körperfettanteil sinkt deutlich, auch nimmt das ungesunde Bauchfett ab. Bei weiterer Reduktion um fünf Prozent vergrößern sich allgemein die positiven Gesundheitseffekte in Bezug auf den Fettstoffwechsel und die Entzündungswerte. Das klingt doch prima! Und hat noch einen weiteren Vorteil. Die Motivation ist viel besser, wenn man wenig und doch mit Wirkung abnimmt, anstatt unrealistischen Zielen hinterherhechelt. Und im Normalfall enttäuscht wird. Kleine Schritte zur besseren Gesundheit. Klingt doch gut! Und wie als Beweis für die These, dass es für viele sowieso zu schwer ist, ein »normales« Körpergewicht zu erreichen, ist eine Auswertung von 48 Abnehmprogrammen mit über 5000 Teilnehmern der Uni Duisburg-Essen. Nach zwei Jahren waren die untersuchten Kinder und Jugendlichen immer noch übergewichtig. So schwer es zu sein scheint, die Traumbilder müssen weg. Lieber zehn Kilo mit Spaß als 30 Kilo unter Zwang mit Jo-Jo-Effekt. Der Körper hat Grenzen, die man nicht überschreiten kann. Oder wie schrieb der *Stern* einmal: »Nicht jeder kann zur Gazelle werden!«

FITNESS UND SPORT

FITNESS

Bin ich so fit, wie ich denke?

Die längste olympische Laufdisziplin, der Marathon mit 42,195 Kilometern, erfreut sich weltweit zunehmender Beliebtheit. Gelaufen wird der Marathon seit über 100 Jahren, und zwar seit den Olympischen Spielen 1896. Zu Beginn war es immer eine reine Männerveranstaltung, erst seit 1984 laufen auch Frauen den Olympischen Marathon. Seit Jahren boomen die Marathonläufe weltweit - nicht nur bei den Olympischen Spielen -, er ist zu einem richtigen Trend geworden, sodass auch große Städte einen Marathon ausrichten. Beim größten deutschen Marathon in Berlin nehmen regelmäßig mehr als 50 000 Läufer und Läuferinnen teil. In New York sogar 100 000 Läufer und Läuferinnen, wobei diese Plätze in einer Lotterie ausgelost werden müssen, weil noch viel mehr Fitnessbegeisterte jedes Mal daran teilnehmen wollen. Weltweit gibt es sogar Begeisterte, die nach Möglichkeit jedes Wochenende einen Marathon laufen und in den sozialen Medien kundtun. Hat dies etwas mit Fitness und Gesundheit zu tun? Sind Marathonläufer und Läuferinnen wirklich rundherum fitter, wie es so häufig angenommen wird? Dazu muss ich (Ingo) in Diskussionen oder in Foren sehr häufig Stellung nehmen, weil sich dieser Mythos hartnäckig hält. Gerade für das männliche Geschlecht scheint der Marathon eine weitere wichtige »Kerbe im Colt« zu sein, die man für den Lebenslauf oder für das eigene Selbstbewusstsein offensichtlich haben muss.

»Echte« Marathonläufer sind in der Regel sehr gut trainiert – unter alleiniger Betrachtung ihres Herz- und Kreislaufsystems. Sie sind in der Lage über einen längeren Zeitraum von meist drei bis fünf Stunden, je nach Leistungsvermögen, den Körperzellen Energie zu liefern und dabei insbesondere auf die Oxidation von Fetten als Quelle zurückzugreifen. Ihre aerobe Leistungsfähigkeit zur Erbringung von muskulärer Leistung unter Nutzung von Sauerstoff ist in der Tat bei den meisten Läufern sehr gut entwickelt. Um das zu erreichen, ist allerdings mindestens ein vielmonatiges Training – bei Weltklasse-Athleten sogar ein vierjähriges Training – zur Vorbereitung notwendig. Leider bereiten sich viele »Marathonis« aber nicht sehr konzentriert und intensiv auf ihren Lauf vor, weil es ihnen einfach nur um das Durchkommen/Ankommen und das Laufen an sich geht. Eine einigermaßen vernünftige Vorbereitung würde nämlich mindestens zwölf Monate mit drei bis vier Laufeinheiten pro Woche in Anspruch nehmen. Weil der Sport und die »gelaufene Zeit« bei mindestens zwei Dritteln der Teilnehmerinnen und Teilnehmer nicht im Vordergrund steht, veranstalten die großen Städte ihre Marathons auch nur im Spitzenbereich als reine Sportveranstaltung, ansonsten ist es eher ein (sozialer) Event für Jung und Alt!

Einen Marathon absolviert zu haben, ist somit in der Regel kein Indiz für eine gute und ausgewogene Fitness, zumal auch nur die Leistungsfähigkeit des Herz-Kreislauf-Systems dabei im Mittelpunkt steht und viele Läufer und Läuferinnen sich weder optimal vorbereiten noch nach dem Marathon eine weitere Laufkarriere mit regelmäßigem und langfristigem Training anstreben.

»Fitsein« ist in der aktuellen Zeit sehr bedeutsam geworden, wir alle wollen (müssen) offensichtlich fit sein und dies dokumentieren können. Speziell die sozialen Medien zeigen uns, wie wichtig dies auch für die Anerkennung und für die Anzahl der Freunde entscheidend zu sein scheint. Im Internet wird eine völlig andere Dimension und Qualität von »Fitsein« gelebt und geprägt. Dort spielt der meist hagere und »zähe« Marthonmann (fast überhaupt) keine Rolle mehr. FIT bedeutet in den Medien nämlich primär eine sehr gute Figur, definierte Muskeln und insbesondere bestimmte äußere Merkmale zu besitzen, die deutlich hervorstechen. Bei den Frauen sind dies in der Regel eine ausgeprägte weibliche Brust und insbesondere ein sehr kräftiger und ausladender Po – der »brazilian bop«! Bei uns Männern dagegen ist insbesondere eine breite Brust, ein starker Bizeps sowie ein starker Schulter- und Nackenbereich gewünscht. Marathonläufer findet man in den Fitnessidealen der sozialen Medien fast gar nicht repräsentiert. Dies hat in den letzten Jahren dazu geführt, dass immer mehr junge Männer das Bodybuilding wieder für sich entdeckt haben – mit allen Vor- und Nachteilen. Muskeln und Muskelmasse sind gerade in der Generation der Abiturienten und Studenten als Statussymbol enorm wichtig geworden. Ausdauertraining dagegen ist für diese Gruppe der jungen Menschen keine Alternative und nur wenig interessant.

Der Bodybuilder Dwayne Johnson ist übrigens der aktuell weltweit bedeutsamste (Fitness-)Influencer mit circa 395 Millionen Followern. In Deutschland dominiert in diesem Bodybuilding-Segment »Altmeister« Markus Rühl (circa 1,1 Millionen) diese Szene. Bei den Frauen sind bekannte Namen wie Pamela Reif oder Sophia Thiel präsent, die aber ein völlig anderes und eigenständiges (weibliches) Fitnessbild kommunizieren. Hier geht es meist um ästhetische Fragen mit eindeutig weiblichen Merkmalen.

Bei den Männern ist parallel die Kampfsportszene gerade stark auf dem »Fitness-Vormarsch«. Martial Arts, MMA, Boxing, Kickboxen usw. sind mittlerweile auch in den Massenmedien angekommen. Fitness wird dabei über Kampftechniken und insbesondere Kampferfolge definiert. Wer gewinnt, ist Sieger und »fitter« als der Gegner. Influencer wie »Flying Uwe« (circa 670 Tausend Follower) oder Michael Smolik (circa 500 Tausend) bestimmen hier die Szene mit ihren kampferprobten und »gestählten« Körpern.

Was wird an diesen ganzen Ausführungen deutlich? Es gibt keinen allgemeinen Begriff für Fitness und es gibt nicht *die* fitteste Sportart oder *den* fittesten Mann. Ist es der »strongest man« oder der Weltrekordler im Marathonlauf, der stärkste Gewichtheber, der Weltmeister aller Klassen im Boxen oder ist es der schnellste Mann der Welt? Oder ist es gar der Weltmeister im Schach, der eine extreme kognitive Fitness besitzen muss? Insgesamt sehen Sie daran, wie vielfältig Fitness und »Fitsein« ist.

Der Begriff »Fitness« setzt sich zusammen aus den Begriffen »fit« und »well-ness«. Er bezieht sich sowohl auf die aktuelle körperliche als auch auf die mentale Leistungsfähigkeit einer Person. Fitness umfasst somit vielfältige verschiedene Aspekt aus den Bereichen Ausdauer, Kraft, Schnelligkeit, Flexibilität, Koordination sowie mentale Stärke in allen Lebenslagen.

Fitness – dynamisch und nur schwer zu packen?

Das Wort »fit« hat seinen Ursprung in der englischen Sprache und bedeutet so viel wie »geeignet«, »passend«, »angemessen«. Im 16. Jahrhundert bezeichnete *fit* im Englischen eine Passung oder das Angepasstsein an eine bestimmte Aufgabe oder an eine Umgebung, was auf das altenglische Wort fitt zurückgeht, was eine ähnliche Bedeutung trug. Die moderne Bedeutung von

Fitness entwickelte sich dann erst im 19. und 20. Jahrhundert insbesondere im Zusammenhang mit der Evolutionstheorie und der industriellen Revolution. Im Kontext mit Charles Darwins Evolutionstheorie bedeutete der Begriff »Fitness«, ursprünglich die Fähigkeit eines Organismus, sich an seine Umgebung anzupassen und sich erfolgreich fortzupflanzen. Dieser biologische Fitness-Begriff betonte das Überleben des Stärkeren: »survival of the fittest«.

Während der industriellen Revolution wurde speziell die körperliche Fitness als wichtig für Arbeit angesehen, um den Anforderungen der schweren körperlichen Belastungen überhaupt nachkommen zu können. Erst ab dem 20. Jahrhundert wurde dann Fitness zunehmend mit körperlicher Gesundheit, Sport und Training in Verbindung gebracht. Heute bezieht sich der Begriff »Fitness« meist auf den allgemeinen Gesundheits- und Trainingszustand eines Menschen und hat sich als Alltagsbegriff für die körperliche und mentale Gesundheit sowie Leistungsfähigkeit etabliert.

Etwas differenzierter betrachtet, definiert sich Fitness somit über verschiedene und manchmal sogar gegenläufige oder sich behindernde Aspekte:

1. **Kardiovaskuläre Ausdauer** Dies bezeichnet die Fähigkeit des Herz-Kreislauf-Systems, längere oder sehr lange Anstrengungen durchzuhalten und ermüdungswiderstandsfähig (stressresistent) zu sein. Entscheidend dafür ist die Sauerstoffaufnahme VO_2max (siehe Seite 154ff.), weil sie für gezielte Ausdauer, Leistungsfähigkeit, wie zum Beispiel im Marathon, aber gleichzeitig auch für die körperliche Gesundheit eine ganz besondere Rolle spielt.
2. **Muskelkraft und Muskelvolumen** Muskuläre Kraft bezeichnet die Fähigkeit der Muskulatur, situationsangemessene

Kraft in einer Bewegung und gegen Widerstand zu entwickeln, während das Volumen der Muskulatur als größtes Stoffwechselorgan die wichtigste Einflussgröße für unseren Metabolismus ist. Entsprechende Krafttests geben Auskunft über die dem Alter entsprechende Kraft von bestimmten Muskelgruppen. Besonders die Messung der Handkraft mit speziellen Handdynamometern hat sich hier als geeignetes Messinstrument etabliert. Vorliegende Normwerte können darüber – je nach Alter – die muskuläre Leistungsfähigkeit einordnen. Das ideale Muskelvolumen wird dagegen über eine sogenannte Bioimpedanzanalyse (BIA) bestimmt, wobei der Orientierungswert für Männer bei etwa 40 Prozent Muskelmasse vom gesamten Körpervolumen liegen sollte. Bei den Frauen sind dies übrigens immerhin noch 30 Prozent. Fitness der Muskulatur beschreibt sich also einerseits über die Kraftleistung, aber andererseits, und gerade, wenn es um das Thema der allgemeinen Gesundheit geht, über die Muskelmasse als anteiliger Bestandteil der Gesamtmasse des Körpers.
3. **Muskelkraft-Ausdauer** Die Kraftausdauer spiegelt die Widerstandsfähigkeit eines Muskels über einen längeren Zeitraum gegenüber einer Belastung wider. Es ist natürlich ein großer Unterschied, ob ein Muskel einen Gegenstand nur einmalig oder mehrmalig anheben kann. Beeinflusst wird dies insbesondere durch die Kraft des jeweiligen Muskels sowie die metabolische Versorgung und die Durchblutung der zugehörigen Muskelzellen.
4. **Beweglichkeit** Diese Fähigkeit beschreibt die Flexibilität der Muskulatur, der Faszien und weiterer Bindegewebestrukturen sowie den Bewegungsradius des jeweiligen Gelenkes. Damit Gelenke ihrer Bewegungsfunktion optimal gerecht werden können, ist es notwendig, dass sie unter muskulärer

Führung ihren maximal möglichen Bewegungsradius ausschöpfen können. Eine große Muskelmasse beispielsweise behindert den Bewegungsradius und die Bewegungsmöglichkeiten eines Gelenks, sodass sich Muskelvolumen und Bewegungsmöglichkeiten des Gelenks nicht selten widersprechen. So behindert ein großes Muskelvolumen im Bereich des Arm- und Schulterkomplexes die Bewegungsmöglichkeiten des Schultergelenkes recht stark.

5. **Koordination und »Geschicklichkeit«** Damit wird die Fähigkeiten bezeichnet, mit welcher Qualität und Präzision Bewegungen ausgeführt werden können. Ein guter Golfschlag oder ein perfekter Tennisschlag braucht häufig wenig Kraft und wenig Ausdauer, es kommt dabei primär auf die Abstimmung und das Zusammenspiel der Muskelgruppen untereinander an, was wir als Koordination bezeichnen. Gerade im Turnsport sehen wir eindrucksvoll, zu welchen filigranen Bewegungen die Sportler und Sportlerinnen fähig sind, wenn sie optimal ihre muskulären Kräfte einsetzen. Fabian Hambüchen und Co. sind nicht die muskulär stärksten Sportler und haben auch keine riesigen Muskelpakete, aber durch ihre ausgefeilte Technik sind sie in der Lage, Übungen zu zeigen, die jedem »akrobatischen« Influencer die Grenzen aufzeigen würden. Technik und Bewegungsqualität ist hier der Maßstab für Leistung und Fitness.
6. **Schnelligkeit** Bewegungen schnell und zielgerichtet auszuführen und schnell zu reagieren, ist ein Merkmal, das spätestens ab dem 30. Lebensjahr langsam nachlässt. Die Könige der Leichtathletik, die 100-Meter-Sprinter, erreichen ihren Zenit meistens bereits mit dem 25. Lebensjahr, was daran liegt, dass die Übertragung der Nervenimpulse auf die Muskulatur zunehmend langsamer wird. Speziell im höheren Alter drohen deswegen häufig Stürze, weil nicht mehr

schnell reagiert und das Gleichgewicht beibehalten werden kann. Bewegungsschnelligkeit ist daher ein wichtiger Parameter für Fitness und Gesundheit, gerade in der zweiten Lebenshälfte.

7. **Mentale Stärke** Wir alle kennen Menschen, die selbst in extremen Situation das Maximum ihrer Leistungsfähigkeit herausholen können, während andere bereits unter der kleinsten Belastung oder Beanspruchung kollabieren. Als ich beispielsweise Wladimir Klitschko eine Zeit lang am Ring und in der Vorbereitung auf einen Kampf begleiten durfte, lernte ich, wie bedeutsam es ist, im Ring nicht nur der körperlich Stärkste zu sein, sondern in jedem Moment mental dem Gegner durch den Glauben an sich und die eigenen Fähigkeiten überlegen zu sein und dies auch deutlich zu zeigen. Usain Bolt, der der schnellste Mann über die 100 Meter ist, war insbesondere deswegen über Jahre so herausragend, weil er mental allen anderen »Mitläufern« deutlich überlegen war. Er konnte einfach nicht verlieren, weil das Wort »verlieren« in seinem Wortschatz nicht vorkam. Ohne mentale Stärke und Willen kann keine Leistung erbracht werden, egal ob beim Marathon, beim Hundertmeterlauf, beim Turnen an den Ringen oder beim Putten am Golfgrün. So ist mentale Stärke ein wesentlicher Bestandteil von Fitness und damit auch für die Gesundheit.

Es gibt viele Menschen da draußen, die außergewöhnlich fit zu sein scheinen. Dabei kommt es immer auf die Sicht und jeweilige Anforderung an. Wer also der fitteste Mann ist, das lässt sich pauschal überhaupt nicht bestimmen und hängt immer von der individuellen Definition des Begriffes »Fitness« ab. »Jede Jeck es anders« – dieses kölsche Sprichwort gilt auch für die Fitness. Dennoch versuchen es natürlich immer wieder Sportarten, das

Ganze auf die Spitze zu treiben. Speziell in der Welt von CrossFit, sicher eine der anspruchsvollen »komplexen« Fitnesssportarten, wird deswegen sogar recht selbstbewusst der Titel des »Fittest Man on Earth« jährlich vergeben. Die aktuell bekanntesten Titelträger sind Mat Fraser und Rich Froning, die beide den Titel bereits mehrfach gewonnen haben. Das Besondere an CrossFit ist, dass hier viele (alle) motorischen Komponenten miteinander verbunden sind: Kraft, Ausdauer, Schnelligkeit, Beweglichkeit und Koordination müssen auf einem extrem hohen Niveau gleichzeitig vorhanden sein, um den Titel zu gewinnen. Dazu kommt eine sehr hohe Leidensfähigkeit während des Wettkampfs, was auf einer ausgeprägten mentalen Stärke basieren muss. Dennoch würden diese »CrossFit«-Athleten natürlich gegen die Spezialisten in den jeweiligen Schwerpunkten und Disziplinen verlieren. Im Sprint würden sie gegen Sprinter, bei der Akrobatik gegen Turner und bei den Aktivitäten an der Hantel gegen Gewichtheber verlieren. Es bleibt also schwierig und vielleicht sogar unmöglich, Fitness allgemein und übergreifend zu definieren.

Alle Athleten mit einer hohen Fitness zeichnet jedoch aus:

- Sie trainieren intensiv und vielseitig, oft mehrmals täglich und mit einer Mischung aus Gewichtheben, Laufen, Gymnastik und anderen Disziplinen.
- Sie befolgen strikt individuelle Ernährungspläne, die exakt auf ihre Trainingsziele abgestimmt sind.
- Ihre mentale Stärke ist überdurchschnittlich hoch entwickelt, um sich immer wieder, auch wenn sie daniederliegen, zu Höchstleistungen zu pushen.
- Sie besitzen die Fähigkeit, sich konstant an neue Rahmenbedingungen anzupassen, sich schnell zu erholen und sich stetig zu verbessern.

Fitness und Gesundheit – eine Annäherung für den Alltag

Die Idee, dass jemand der fitteste Mensch ist, bleibt relativ, da Fitness immer stark auf die jeweilige Anforderung und die Ziele abgestimmt sein muss. Daher gibt es für den Alltag einige grundlegende Aspekte und diese betreffen insbesondere das Herz-Kreislauf-System und die Muskulatur. Die Weltgesundheitsorganisation hat deswegen im Jahr 2021 eine Modifikation ihrer Mindestanforderungen für ein gesundes Leben herausgebracht. Demnach sollen etwa 150 bis maximal 300 Minuten pro Woche Ausdauertraining und mindestens zweimal pro Woche Muskeltraining betrieben werden.

Für das Muskeltraining bedeutet es insbesondere, dass die Auswirkung des Bewegungsmangels im Alltag mit dem daraus resultierenden Muskelschwund behoben werden muss. Ziel sind insbesondere eine Verbesserung der muskulären Leistungsfähigkeit im Sinne der Kraft als auch ein Aufbau an Muskelmasse zum Erreichen einer ausgewogenen Balance aller großen Körperkompartimente (Wasser, Bindegewebe, Fettmasse, Muskelmasse). Für eine umfassende Fitness und Gesundheit bedeutet dies für den Mann einen Anteil von etwa 40 Prozent Muskelmasse vom Körpergewicht.

Die Funktion und Gesundheit des Herz-Kreislauf-Systems spiegelt sich insbesondere über den Parameter »maximale Sauerstoffaufnahme VO_2max« wider, denn der Zusammenhang von Fitness und VO_2max ist entsprechend zahlreicher wissenschaftlicher Studien sehr eng. Die VO_2max ist nicht umsonst deswegen eine der wichtigsten Indikatoren für die cardiorespiratorische Fitness, Gesundheit und Ausdauer. »Sauerstoff ist Leben« und die Bereitstellung von Sauerstoff für den menschlichen Organismus und all seine 100 Billionen Körperzellen sind daher die wichtigsten Kriterien für seine Leistungsfähigkeit.

VO_2max bezeichnet das maximale Sauerstoffaufnahmevermögen, also die maximale Menge an Sauerstoff, die der Körper während intensiver, anstrengender körperlicher Aktivität pro Minute verarbeiten kann. Sie wird in Millilitern Sauerstoff pro Kilogramm Körpergewicht pro Minute (ml/kg/min) gemessen. VO_2max gibt damit an, wie effizient das Herz-Kreislauf-System den aufgenommenen Sauerstoff zu den Muskeln transportiert und wie gut die Muskeln den Sauerstoff nutzen können. Eine hohe VO_2max ist somit Indikator für eine gute Herz-Kreislauf-Gesundheit und Fitness. Sie ist deswegen einer der wichtigsten Faktoren für die Gesundheit und eine ausgewogene Fitness, weil:

- eine höhere VO_2max bedeutet, dass das Herz-Kreislauf-System effizienter arbeitet, was das Risiko für alle Herz-Kreislauf-Erkrankungen und auch einen hohen Blutdruck deutlich senken kann.
- Studien zeigen, dass Menschen mit einer hohen VO_2max in der Regel eine höhere Lebenserwartung haben, da das Herz leistungsfähiger ist, weniger stark belastet wird und der Körper daher sogar besser auf Stress reagieren kann.
- eine höhere VO_2max bedeutet, dass das Herz-Kreislauf-System ökonomischer und effizienter arbeitet.
- eine hohe VO_2max die allgemeine Ausdauer verbessert, wodurch der Körper auch bei langen und stressigen Aktivitäten leistungsfähiger wird und sich vor allen Dingen auch deutlich schneller von den Strapazen und Belastungen erholt.

TRAINING DER SAUERSTOFFAUFNAHME

Die VO_2max lässt sich durch regelmäßiges und gezieltes Training schnell erhöhen, da das Herz-Kreislauf-System bereits nach wenigen Wochen besser arbeitet, leistungsfähiger ist und die Muskeln effizienter den bereitgestellten Sauerstoff nutzen können. Zwei Trainingsformen haben sich dabei als effektive Maßnahmen herausgestellt.

1. Ausdauertraining – sauerstoffreiches Training: Hier gilt das Motto »je länger, umso besser!«. 45 bis 60 Minuten sind ideal. Laufen, Radfahren, Schwimmen über eine längere Zeit mit moderater Intensität und ohne in Atemnot zu geraten, erhöht die Grundlagenausdauer und damit direkt die Sauerstoffaufnahme. Für alle Ausdauerfreaks gilt daher, dass etwa 80 Prozent des Trainings genau in diesem (ruhigen) Bereich stattfinden sollten. Durch konsistentes Ausdauertraining können das Herzvolumen und auch die Durchblutung der Muskulatur und auch des Herzmuskels deutlich verbessert werden.
2. High-Intensity-(Intervall)-Training (HIIT): Intensive Intervalleinheiten, wie zum Beispiel kurze schnelle Sprints, Bergaufläufe oder auch hochintensives Radfahren am Berg mit kürzeren Pausen fordern das Herz-Kreislauf-System maximal heraus und können die VO_2max besonders schnell steigern. Das HIIT bewirkt eine verstärkte und schnellere Anpassung des Herz-Kreislauf-Systems sowie eine bessere Effizienz der Zellkraftwerke, der Mitochondrien, in den Muskeln. Speziell intensives Muskeltraining in Kombination mit den kurzen Intervallen kann dabei die Anpassungen in den Muskeln zusätzlich unterstützen und dadurch die Sauerstoffverwertung in den Zellen verbessern, was indirekt auch die VO_2max positiv beeinflusst.

Hinzu kommt noch die Ernährung: Eisen und hochwertige Proteine unterstützen die Sauerstoffverwertung sowie die Muskelanpassungen und ergänzen damit die positive Entwicklung der VO_2max.

Ob Sie also wirklich fit sind, ist nicht dadurch gekennzeichnet, dass Sie einen Marathon unter vier Stunden laufen, viel Muskelmasse besitzen, einen Sixpack aufweisen oder auf der Waage immer noch eine gute Figur machen, sondern dadurch, dass Sie vielfältig und angemessen auf die unterschiedlichen Belastungen des Alltags und des Sports reagieren können. Körperlich bedeutet dies, dass Sie etwa 40 Prozent Muskelmasse besitzen, bei der die Sauerstoffaufnahme VO_2max mindestens die folgenden Werte erfüllen:

VO_2max – Normwerte Mann	
20–29 Jahre:	35–40 ml/kg/min
30–39 Jahre:	33–43 ml/kg/min
40–49 Jahre:	31–41 ml/kg/min
50–59 Jahre:	29–39 ml/kg/min
60–69 Jahre:	27–37 ml/kg/min
70+:	25–35 ml/kg/min

SPORT IN DEN 40ERN

Leistungsfähigkeit bis ins hohe Alter

42,195 Kilometer beträgt die Distanz eines Marathons. Das ist eine beachtliche Strecke, die jedoch mit dem richtigen Training in jedem Alter zu bewältigen ist. Einer Studie zufolge laufen fünf Prozent der 65- bis 69-jährigen Ausdauertrainierten zügiger als die Hälfte der 20- bis 54-jährigen Langstreckenläufer. Weiterhin zeigt die Befragung auf, dass über 25 Prozent der 50- bis 69-Jährigen erst in den letzten fünf Jahren mit ihrem Lauftraining begonnen hatten. Der älteste Marathonläufer der Welt war beim Antritt des Laufs 100 Jahre alt. Gar nicht mal so schlechte Aussichten, oder? Doch dafür müssen wir etwas tun!

Am stärksten bemerke ich (Ingo) beim Tennisspiel, dass sich meine Leistungsfähigkeit ein wenig verändert hat. Ich laufe nicht mehr jedem Ball hinterher, weil es sowieso schwierig ist, ihn zu erreichen. Auch meine Sprintschnelligkeit hat nachgelassen, obgleich ich früher ein richtiger Flitzer war. Auf der anderen Seite sehe ich aber auch, dass ich im Bereich der Ausdauer und Kraft, die ich regelmäßig trainiere, durchaus noch mit den Jüngeren mithalten kann! Das macht mir Mut. Insofern hoffe ich gerade bei diesen Spielen immer, dass wir mindestens drei Sätze spielen müssen. Denn nach hinten raus helfen mir meistens die Effekte meines Trainings und vor allen Dingen meine Erfahrung. Zu erleben, dass sich meine Leistungsfähigkeit langsam, aber schleichend insbesondere im Bereich der Schnelligkeit verändert, das spornt mich an. Und es lohnt sich ...

Leistungsfähigkeit ist machbar!

Leistungsfähig bis ins hohe Alter zu bleiben, ist das Ziel vieler Menschen. Durch gezieltes Training und optimierte Förderung ist dies kein Hexenwerk und durchaus möglich. Eine Begleiterscheinung des Alters ist die Reduktion von körperlichen Bewegungen, wodurch wir schnell unsere Ausdauer, Kraft, Beweglichkeit, Schnelligkeit und mentale Stärke verlieren können. Die guten Neuigkeiten: Es ist auf jeden Fall möglich, Körper und Geist noch bis ins hohe Alter in Topkondition zu halten.

No pain – no brain

Nicht nur der Erhalt unserer stählernen Muskeln sollte uns motivieren, regelmäßig sportlich tätig zu sein, sondern auch die positiven Effekte auf unsere kognitive Leistung. Was genau bewirkt Sport in unserem Gehirn?

Gehirnvolumen

Studien konnten zeigen, dass Bewegung positive Effekte auf die Ausprägung der Hirnrinde und die Größe des Volumens bestimmter Bereiche des Gehirns hat. Ein größeres Hirnvolumen geht mit dem Schutz vor Zellverlusten im Alter einher. Speziell im Hippocampus, verantwortlich für unser Gedächtnis, konnte dies nachgewiesen werden.

Erhalt exekutiver Funktionen

An der Universität of Illinois konnte nachgewiesen werden, dass das Fitnesslevel älterer Menschen in Zusammenhang mit der Gedächtnisleistung und kognitiven Funktionen (exekutive/ausführende Funktionen) steht. Dabei waren bei sportlichen Teilnehmenden weniger Alterungsprozesse und ein verminderter Abbau der grauen Substanz erkennbar als bei Untrainierten.

Gesteigerte Durchblutung

Körperliche Aktivität führt nicht nur zur gesteigerten Durchblutung unserer Muskeln, sondern auch des Hirns, und zwar um bis zu 30 Prozent. Regelmäßige Bewegung führt ebenso zu einer erhöhten Produktion von Nervenzellen sowie zu einem Um- und Aufbau neuer Synapsen in unserem Hippocampus, was unsere kognitive Leistungsfähigkeit deutlich steigert.

Botenstoffe

Damit unsere Nervenzellen Signale weitergeben, die unser Denken und Handeln beeinflussen, benötigt der Körper Botenstoffe wie zum Beispiel Serotonin, Dopamin, Noradrenalin. Diese werden durch sportliche Betätigung erhöht, was sich auf unsere kognitive Fähigkeit, emotionale Abläufe und das Lernvermögen auswirkt.

Neurogenese

Bewegung fördert die Neurogenese in Hirnregionen, besonders durch Ausdauertraining.

Myokine

Eine Studie der Deutschen Sporthochschule untersucht, ob Sport Konzentrationsschwierigkeiten und Vergesslichkeit verbessern kann. Dabei stellte sich heraus, dass die Symptome bei Menschen schlechter wurden, die keinen Sport trieben. Als Grund dafür gelten unter anderem sogenannte Myokine, hormonähnliche Botenstoffe, die der Muskel ausschüttet. Ein bestimmtes Myokin, das sogenannte BDNF, sorgt in unserem Gehirn für das Wachstum unserer Neuronen und Synapsen.

Erfreulich! Aber muss ich jetzt meinen Lebensabend auf dem Laufband verbringen? Keine Sorge. Schon etwas kleinere Bewegungseinheiten wie 15-minütiges Spazierengehen oder Treppensteigen helfen, das Gehirn anzukurbeln.

Hierzu empfiehlt die WHO:

- Erwachsene im Alter von 18 bis 64 Jahren sollten sich pro Woche mindestens 150 Minuten moderat oder 75 Minuten intensiv bewegen, wobei beide Aktivitätsformen auch gemischt werden können.
- Moderate körperliche Aktivität umfasst dabei Sport mit 50 bis 70 Prozent der maximalen Herzfrequenz, bei dem man sich noch unterhalten kann (zügig mit dem Hund spazieren gehen, mit dem Fahrrad zur Arbeit fahren).
- Intensive körperliche Aktivität liegt im Bereich von 70 bis 85 Prozent der maximalen Herzfrequenz (zum Beispiel Joggen, schnelles Radfahren). Eine Unterhaltung ist im Regelfall nicht mehr möglich.
- Die Länge der Sporteinheiten sollte mindestens zehn Minuten betragen.
- Muskelaufbautraining sollte an mindestens zwei Tagen pro Woche durchgeführt werden.

Nun sind die grauen Zellen aber aufgeschreckt! Statt sich an Falten aufzuhalten, die sich langsam in unserem Gesicht niederlassen, sollten wir uns viel eher darauf konzentrieren, unseren Geist zu fordern und das zu pflegen, was wir beeinflussen können: die Leistungsfähigkeit unseres Gehirns.

WARUM GEHT LEISTUNGSFÄHIGKEIT VERLOREN?

Um das 25. Lebensjahr erreicht unser Körper den Peak der Leistungsfähigkeit. Bleibt noch viel restliche Lebenszeit, in der es scheinbar mit unserer Leistungsfähigkeit nur noch abwärts geht. Falsch gedacht! Studien zufolge kann das Sinken der

Leistungsfähigkeit eher auf Inaktivität als auf den Alterungsprozess zurückgeführt werden. Schauen wir uns die verschiedenen körperlichen Ebenen an, um zu erfahren, warum der Alterungsprozess Auswirkungen auf die Leistungsfähigkeit hat.

Was passiert in unserem Hirn?

Unsere kognitive Leistungsfähigkeit unterscheidet zwischen der fluiden und der kristallinen Intelligenz. Kristalline Leistungen werden durch Übung, Wiederholung und Bildung unterstützt. Unsere fluide Intelligenz beinhaltet inhaltsübergreifende kognitive Funktionen, die es uns ermöglichen, Probleme zu lösen oder logisch zu denken. Die fluide Intelligenz hilft uns bei Lernprozessen und der Bewältigung von Aufgaben. Diese nimmt im dritten Lebensjahrzehnt ab. Es fällt uns schwerer, neue Aufgaben zu lösen oder uns stetig an Dinge erinnern zu können. Was wir aber beeinflussen können, ist unsere kristalline Intelligenz, die bis ins hohe Erwachsenenalter stabil bleibt.

Der Grund Einerseits spielt das Alter bei der Funktion unseres Gehirns tatsächlich eine Rolle. Denn im Laufe des Lebens verliert es bis zu 30 Prozent der vorhandenen Hirnzellen. Aber es gibt auch einen weiteren Aspekt, den wir altersunabhängig beeinflussen können. Nutzen wir unser Hirn im Alter weniger, indem wir keine neuen Dinge erlernen oder uns nur noch bestimmten Tätigkeiten widmen, sterben die unbenutzten neuronalen Verbindungen ab.

Die Lösung Um unser Gehirn langfristig fit zu halten, sollten wir unsere Hirnzellen stimulieren. Hobbys wie Tanzen, Musizieren oder körperliche Bewegung hält uns fit. Durch das Erlernen neuer Dinge wird unser Netzwerk an Nervenzellen ausgebaut. Wiederholen wir die Tätigkeiten, werden die neuronalen Verbindungen durch die Weitergabe von Informationen erhöht und der Informationsfluss beschleunigt sich.

Ausdauer auf Dauer

Auch unsere Ausdauer nimmt im Alterungsprozess ab. Doch nur Mut! Erst kürzlich brach ein 73-Jähriger erneut den Weltrekord im Marathonlaufen mit einer Zeit von zwei Stunden, 54 Minuten und 48 Sekunden. Als Hauptursache wird genannt, dass die Konzentration der VO_2max abnimmt. Die VO_2max beschreibt die maximale Sauerstoffkonzentration, die verfügbar ist. Sie ist das wichtigste Element der Ausdauerleistung – ohne Sauerstoff machen die Muskeln nach wenigen Minuten dicht. Ab dem 25. Lebensjahr nimmt die VO_2max etwa um zehn Prozent pro Lebensdekade ab, was mehr ist als der Abfall der Ausdauerleistungsfähigkeit.

Der Grund Die Abnahme der VO_2max liegt sehr häufig an der Abnahme des Trainingsumfangs. Nehmen Verpflichtungen wie Job und Familie zu, sinkt die verfügbare Zeit für das Training. Weiterhin sinkt der Hormonspiegel, Verletzungen zwingen uns zu Pausen oder wir brauchen länger, um zu regenerieren.

Die Lösung Wollen wir einem Leistungsabfall vorbeugen und unsere Leistung steigern, sollten wir unseren gewohnten Trainingsumfang beibehalten. Um die VO_2max beizubehalten, ist ein hochintensives Training wichtig. Hierzu reichen kurze intensive Intervalle, die auch bei Vorerkrankungen gut durchführbar sind. Zur Regeneration kann dann ein anderes Training eingesetzt werden. Dadurch werden Teile des Bewegungsapparates geschont und andere gefordert.

Kraftprotz mit grauen Haaren

Im Laufe des Alters verschwinden unsere Muskeln – ein natürlicher Lauf der Dinge. Bereits ab 30 beginnt der altersbedingte Abbau, was sogar auf bis zu einem Prozent Muskelmasse pro Jahr hinauslaufen kann. Ab dem 50. Lebensjahr kann der Abbau sogar um zwei Prozent ansteigen. So kann es passieren, dass man bis zum 80. Lebensjahr bis zu 50 Prozent Muskelmasse verloren hat.

Der Grund Woran das liegt, ist bis heute nicht genau geklärt. Der Stoffwechsel der Muskelzellen verändert sich, sodass wir Muskulatur langsamer aufbauen und immer mehr Fett einlagern. Auch die Hormone verändern sich im Laufe des Alters und entzündliche Prozesse nehmen zu, wodurch auch Muskeln geschädigt werden. Der Wiederaufbau und die Regenerationsprozesse dauern länger, was den Muskelerhalt zusätzlich erschwert.

Die Lösung Um nicht an Muskelmasse zu verlieren, ist etwa zwei- bis dreimal pro Woche ein Krafttraining empfehlenswert. Kniebeugen, Sit-ups oder Liegestütze können ohne Hilfe absolviert werden. Die Steigerung der Intensität ist dabei ausschlaggebend. Nur wer an seine Belastungsgrenze geht, erwirkt auch eine Zunahme der Muskelmasse. Die WHO empfiehlt ebenfalls, zweimal pro Woche ein Training zu absolvieren. Diese Empfehlung wird auf Studien gestützt, die verdeutlichen, dass die Lebenserwartung von Menschen, die sich bewegen, höher ist und sie gesünder altern. Herz und Gefäße sind geschützt, das Risiko für Blutdruck und Herzinfarkt sowie andere Krankheiten ist niedriger.

Beweglichkeit bis ins hohe Alter

Unsere Beweglichkeit hilft uns, verschiedene Übungen und motorische Abläufe durchzuführen. Ist der Körper in der Lage, Bewegungen durch den gesamten Bewegungsapparat führend auszuüben, ist das Risiko für Verletzungen geringer. Wenn wir uns zudem schneller und effektiver bewegen können, sind wir elastischer. Im Alter jedoch nimmt unsere Beweglichkeit zunehmend ab.

Der Grund Die Leistungsfähigkeit unserer Muskeln lässt im Alter deutlich nach. So nehmen die Spannkraft und die Beweglichkeit unserer Gelenke ab, was zu einer Beweglichkeitseinschränkung führt.

Die Lösung Schon zwei Stunden moderate sportliche Aktivität pro Woche scheinen die sportmotorische Leistungsfähigkeit zu unterstützen - unabhängig von der individuellen sportlichen Biografie oder der Art des Sports.

Mentale Stärke

Im Alterungsprozess werden wir, basierend auf unseren physiologischen Veränderungen, anfälliger für Erkrankungen. Auch das Risiko einer psychischen Erkrankung steigt zunehmend an. Studien zeigen, dass körperliche Fitness eine erhöhte Lebensqualität mit einer besseren psychischen Gesundheit verbindet. So werden Depression und Demenz durch Sport und Bewegung präventiv unterstützt.

Der Grund Sport und Bewegung wirken sich positiv auf unser Leben aus. Unsere Lebensqualität steigt deutlich und hebt die Stimmung. So wirkt das regelmäßige Ausüben von Sport wie eine Prävention für Depressionen oder Demenzen. Auch bei Demenzen gibt es Hinweise, dass es durch körperliche Aktivität zu einer Unterstützung der Gedächtnisleistung kommen kann. Die Durchführung sportlicher Aktivitäten erhöht die Menge der Hormone Dopamin, Serotonin und Noradrenalin im Blut. Diese sorgen für eine Verbesserung unserer Stimmung und reduzieren das Stressgefühl.

Die Lösung Bewegung können wir vielfältig in unseren Alltag integrieren. Es fängt bei der Entscheidung an, die Treppe anstelle des Aufzugs zu nehmen, oder zwischendurch aufzustehen, statt nur zu sitzen. Schrittzähler oder Parkplätze, die weiter entfernt sind, können uns außerdem dazu bewegen, zusätzlich Strecke zu machen. Eine Studie zeigt, dass Sport ein effektives Mittel gegen Depressionen ist. 30 Minuten Joggen pro Woche sollen ähnlich wie ein Antidepressivum wirken. Eine Sporttherapie könnte demnach sogar bis zu 1,5 Mal wirksamer sein als Medikamente oder Psychotherapie. Dr. Ben Singh von der University of South Australia hatten zu dem Thema 97 Übersichtsstudien mit fast 130 000 Teilnehmenden durchgesehen: »Wir haben festgestellt, dass alle Arten von körperlicher Aktivität und Bewegung von Vorteil sind, einschließlich aerober Übungen wie Gehen, Krafttraining, Pilates und Yoga«, sagt Studienleiter Singh.

Fazit

Leistungseinbußen im mittleren Lebensalter sind primär auf eine ruhigere und unbewegte Lebensweise, nicht aber auf das natürliche Altern zurückzuführen. Der hohe Anteil von Beginnern im Seniorenalter zeigt zudem, dass auch ältere Nichtsportler durch regelmäßiges Training hervorragende Leistungen erzielen können. Leistungsabfall im Alter? Fehlanzeige!

MÄNNER UND SPORT

In allen Gesellschaftsformen haben Frauen und Männer eine ungleiche Affinität zum Sport. Sei es deshalb, dass die Faszination zum Sport biologische Ursachen hat. Männer nutzen den Sport, weil sie evolutionär die Gruppenbildung lieben. Das festige den Zusammenhalt und den Schutz der Gruppe vor Angriffen von außen. Auch für das Individuum bringt Sport Vorteile. Im Wettkampf Stärke zeigen hat etwas mit körperlicher Fitness und Sozialkompetenz zu tun.

Okay, laut Statistik treiben Männer also öfter oder mehr Sport als Frauen. Das sagt aber noch lange nichts über die Qualität des Sporttreibens aus. Da sind Männer oft dem Sinnspruch verfallen: Sport muss wehtun! Sonst nützt er nichts.

Sport muss wehtun

Wir haben schon viel darüber geschrieben, dass Männer die Dinge oft anders sehen. Gern wird eine Challenge aus allem gemacht wird. Ob das sinnvoll ist oder nicht. Gerade beim Sport fällt das auf.

Ich (Peter) habe meinen ersten und einzigen Marathon im Jahr 1998 absolviert. Da war ich 35. Ich hatte Bock darauf und ja, ich wollte mir was beweisen. Auch wenn ein Marathonlauf gesundheitlich Unsinn ist. Und die meisten eh viel zu wenig dafür trainieren. Das war bei mir auch so. Drei Monate habe ich mir ein selbst gezimmertes Programm auferlegt und war am Ende froh, dass ich durchgekommen bin. Verantwortlich dafür war ein guter Freund, der mit mir gelaufen ist und jede Menge Marathonerfahrung mitbrachte. Er hat mich gesteuert, gebremst und motiviert. Und ich weiß noch, wie er mir einen denkwürdigen Satz zurief, als ich am Anfang des Laufes das

Gefühl hatte, alle würden uns überholen. »Die sehen wir alle wieder«, war der Satz eines erfahrenen Dauerläufers. Und er hatte recht. Denn nach 35 Kilometern lagen viele mit Krämpfen oder erschöpft am Rand oder humpelten dem Ziel entgegen. Hauptsächlich Männer. Ich lief langsam, aber stetig meinem persönlichen Sieg entgegen. Und redete später noch viel über die Themen Selbstüberforderung und falsche mentale Einstellung. Oder zumindest einer anderen Einstellung. Wissenschaftler machten sich auf die Suche nach dem »Männer-Unterschied« beim Sport. Und fanden interessante Details als Hypothesen.

Schlechte Vorbilder

Leistungssportler weisen dabei eher als schlechte Vorbilder den Weg. So wie Charles Barkley, eine Basketball-Ikone aus den USA, der bekannt für seine Unfreundlichkeit auf dem Spielfeld war. So hart er seinen Konkurrenten gegenüber war, so hart war er auch gegen sich selbst. So erklärte Sportsfreund Barkley in einem Interview mit dem Nachrichtenmagazin *Spiegel*: »Sport heißt Schmerz. Ich habe immer Schmerzen ... Solange ich bezahlt werde, habe ich das zu ertragen – wer mit Schmerz aussetzt, kann kein Profi sein.«

Ein ganzer Kerl also, genau wie Fußballer, die sich fit gespritzt auf dem Spielfeld tummeln, oder Radfahrer, denen man – ob mit oder ohne Doping – die Schmerzen in fast allen Körperteilen beim Erkämpfen der Bergankunft deutlich ansieht. Leistungsbereit sein heißt also auch für den Schmerz bereit sein. Und was für den Spitzensportler gilt, sollte als Vorbild für den Freizeitsportler dienen. Schließlich soll unsere Quälerei in unserer Freizeit auch zu etwas führen. Und wenn es wehtut, weiß man: Erst jetzt ist man ein richtiger Athlet! Aber die Wirklichkeit sieht anders aus. Männer treiben in vielen Sportarten ihre oft schon geschundenen Körper an ihre Grenzen oder, besser gesagt, fast immer darüber hinaus. Hierbei werden, auch beim hoffentlich gut trainierten Spitzensportler, meist sämtliche Stoffwechselsysteme des Körpers überlastet, und wie im Fall von Charles Barkley werden Verletzungen berufsbegleitend akzeptiert. Doch die wenigsten von uns werden für ihren Sport mit Millionengehältern belohnt, nicht ständig medizinisch betreut und haben keine Psychologen und Ernährungsberater an der Seite. Dennoch verhalten wir uns wie Topathleten. Wir ignorieren die gut funktionierenden Warnsysteme des Körpers, unter anderem den Schmerz. Möglich, dass, wie die Psychologin Cora Besser-Siegmund vermutet, viele von diesen »Schmerzsportlern« schon in der Schule vom Sportlehrer bis an die Schmerzgrenze trainiert wurden. Vielleicht ist unser Um- und Arbeitsfeld auch zu langweilig und der Schmerz signalisiert uns: Hurra, wir leben noch! Oder sind die Aua-Junkies womöglich von ihrem Körper so weit entfremdet, dass sie ihn nur spüren, wenn es wehtut? Gründe für das Warum gibt es genug. Insgesamt ist diese Art der Sportgestaltung jedoch eines nicht: gesund! Sport nämlich sollte nicht nur Körper und Geist fördern, sondern vor allem zu jeder Zeit Spaß machen. Nur wenn die körperliche Belastung gut bewältigt werden kann, kann dieser Spaß beim Sport auftreten und vor allem bleiben, weiß Prof. Gernot Badtke aus Potsdam. Die Grenzen der Belastbarkeit sind dann erreicht, wenn der gesamte Organismus, oder Teile davon, das aktuelle Anpassungspotenzial an die Belastung erreicht oder überschritten hat. In dieser Situation werden Schutzmechanismen wirksam. Die ersten sind Schmerzsignale. Und auf sie reagiert zunächst die Muskulatur. Fehl- und Überbelastungen der Muskulatur sind die Ursachen für die meisten Verletzungen im Sport. Das gilt auch für den Freizeitsportler, wobei viele davon unfähig sind, die eigenen Grenzen zu erkennen, und sich deshalb permanent überfordern. Das Gefährliche hierbei: Anscheinend macht – nicht wie beim Profiathleten das Geld oder der Erfolg –, bei den Freizeitathleten die Erschöpfung süchtig, ein weiteres Warnsignal für falsch verstandene sportliche Aktivität. So haben Untersuchungen gezeigt, dass Hobbysportler trotz jahrelangem Training keine besseren gesundheitlichen Werte hatten als Untrainierte. Die Erklärung liegt auf der Hand: Falsches Training und nicht dem Leistungsniveau entsprechend, sondern dem eigenen Empfinden angepasstes Training. Das Ziel, eine bessere Gesundheit, wird durch ein falsch verstandenes Leistungsprinzip eindeutig verpasst.

Doch bleiben wir zuerst beim Schmerz. Der tritt bei Freizeitsportlern oft in Form eines Muskelkaters auf, zumeist bei Untrainierten oder bei Sportlern, die ihre Fähigkeiten überschätzt haben. Er ist ein Zeichen dafür, dass die Muskeln akut überlastet sind. Ermüdet die Muskulatur, dann reißen kleinste Eiweißstrukturen, aus denen Muskelfasern gebildet werden. Muskelkater ist also das Ergebnis von winzigen Verletzungen und im Gewebe, was zwangsläufig zu Schmerzen führt. Um diese Miniverletzungen zu reparieren, reagiert der Organismus mit einer lokalen Entzündung an den verletzten Stellen. Dadurch erhöht sich die Durchblutung, das zerrissene Material wird abgebaut und abtransportiert, neues geliefert. Die Steigerung der Durchblutung und damit einhergehend eine Steigerung der Stoffwechselaktivität ist notwendig, damit »Wunden« schnell wieder repariert werden. »Der Schmerz, den man spürt, ist auf die Freisetzung von Entzündungsstoffen im Muskel zurückzuführen,« sagt Hans-Joachim Appell von der Deutschen Sporthochschule Köln. Diese Entzündungsstoffe entstammen Zellen, die aufgrund der Mikroverletzungen verzögert in den Muskel einwandern. Daher spüre man den Muskelkater erst Stunden später bzw. am nächsten Tag. Es gebe bisher kein Mittel, so Appell, was die Dauer des Muskelkaters verkürzt. Wärme und Sauna verschaffen Linderung, weil die Durchblutung angeregt wird. Leichte Bewegung kann die Heilung ebenfalls unterstützen. Dann nimmt man den »Kater« während der Bewegung eventuell weniger wahr. Danach aber ist er meist wieder da. Der Muskelkater als Schmerzsymptom ist fast immer ein Zeichen eines falschen oder ungewohnten Trainings, kann also eigentlich vermieden werden. In den meisten Fällen hat man seine persönlichen Belastungsgrenzen auf jeden Fall überschritten. Der Muskelkater ist meist harmlos, im Gegensatz zu vielen anderen Überlastungssymptomen, die man als Schmerz wahrnehmen kann. Diese können den ganzen Körper, Bänder, Sehnen, Gelenke betreffen. Überlastung lässt sich nur vermeiden, wenn beim regelmäßigen Training ein gesundes Mittelmaß an Bewegung angestrebt wird, was sich auch auf regelmäßige Erholungsphasen bezieht. Fallen die flach, ist die Motivation so hoch wie die Trainingsreize, wird der Sport zum Stress, kommen zum Schmerz vermutlich irgendwann Schlafstörungen, Appetitlosigkeit, Gereiztheit und eine erhöhte Herzfrequenz in Ruhe hinzu. Das nennt man dann Übertrainingssyndrom und ist ein chronisches Missverhältnis zwischen hohen Anforderungen im Training und eines relativ geringen Leistungsvermögen bzw. geringer Belastbarkeit. Berufliche und private Konflikte können die Symptome verstärken, vor Problemen »wegzulaufen« ist also keine Lösung, sondern führt eher zu einer Verschlimmerung zumindest der körperlichen Symptomatik. Die einzige Lösung: Der Entzug, die Pause, das kontrollierte Nichtstun – für den stressgeplagten Hobbyrekordjäger sicher eine neue, aber notwendige Erfahrung. Eine zuverlässige Diagnose des Übertrainingssymptoms ist zwar schwierig, dennoch hat für den Freizeitsportler die eigene Empfindung einen wichtigen Erkenntniswert. Habe ich Spaß beim Sport, keine bis wenig Schmerzen, bin ich nachher ausgeruht und fühle mich fit, dann bin ich auf dem richtigen Weg und trainiere innerhalb meines persönlichen Leistungsvermögens. Dies sollte der Maßstab sein. Für alle Männer. Dann bleibt Sport gesund. Und dies sollte er auch sein. Sport darf also ab und an, muss aber nicht wehtun!

Und eine Botschaft noch hintendran: Männer sollten ihre überbordende praktische und die TV-Sport-Leidenschaft nicht mit einer Goldmedaille prämieren. Vielleicht aber mit Neid auf die Frauen schauen. Denn laut amerikanischer und chinesischer Studien haben Männer Nachteile bei der Steigerung ihrer Lebenserwartung durch sportliches Training. Dieses sogenannte Gender Exercise Gap bedeutet, dass Frauen insgesamt weniger Sport treiben müssen als Männer, um den gleichen Erfolg für ihre Gesundheit zu erzielen. Laut Studien sinkt bei Frauen das Sterberisiko durch sportliche Betätigung um 24 Prozent, bei Männern waren es nur 15 Prozent. Männer müssen also länger und öfter trainieren als Frauen. In Zahlen ausgedrückt: 300 zu 140 Minuten. Aber länger trainieren soll nicht heißen »falsch trainieren«.

Trainingszentrum Treppenhaus

Es gibt eine weitere prägnante Trainingsmöglichkeit. Wenn Sie vor dem Fahrstuhl stehen, haben Sie sich nicht auch schon häufig darüber geärgert, dass es so lange dauert, bis er endlich kommt? Das stressige Gefühl kennen Sie sicher, wobei die alternative Lösung doch so nah liegt, denn meist befindet sich direkt daneben das Treppenhaus. Für mich ist Treppensteigen eine der einfachsten und effektivsten körperlichen Aktivitäten, die man immer mal zwischendurch in den Alltag einpflegen kann und dadurch die Sitz- und Inaktivitätszeit unterbricht. Das ist deswegen so wichtig, weil Durchblutungs- und Versorgungsprozesse des Stoffwechsels sich immer nur dann erhöhen, wenn Muskelarbeit und körperliche Aktivität, auch wenn sie etwas anstrengender scheint, durchgeführt wird. Ich (Ingo) halte es wie viele andere Wissenschaftler für absolut notwendig, dass wir nahezu täglich unsere Muskeln ausreichend bewegen, stärken und unsere Sauerstoffaufnahme durch höhere Belastungen herausfordern. Das Treppensteigen vereint viele dieser Komponenten und fördert die Ausdauer, die Muskelkraft und zudem die Koordination, ohne dass eine spezielle Ausrüstung oder gar viel Zeit erforderlich ist.

Große Studien zeigen sogar, dass regelmäßiges Treppensteigen, in den Alltag integriert, für Anfängerinnen und Anfänger die beste Form des Trainings für die Gesundheit ist. Folgende Effekte werden mit dem Treppensteigen verbunden: Es kommt zu einer Verbesserung der Herz-Kreislauf-Gesundheit durch eine Förderung der Durchblutung des Herzmuskels und eine Stärkung der Pumpleistung des Herzens. Darüber hinaus fördert das Treppensteigen direkt die Elastizität der Blutgefäße, was zu einer besseren Gefäßfunktion führt und damit gleichzeitig blutdrucksenkend wirkt.

Treppensteigen ist eine der intensivsten, körperlichen Aktivitäten des Alltags, wobei es zu einem deutlich erhöhten Energiebedarf und insbesondere auch zu einer verstärkten Verstoffwechselung von Zucker kommt. Es gibt kaum eine andere Alltagsbewegung, die den Stoffwechsel so intensiv ankurbelt, die Herzfrequenz und die Atemtiefe erhöht und somit den Sauerstoffaustausch steigert. Gleichzeitig werden die großen Muskelgruppen in den Waden, im Oberschenkel und im Gesäß genutzt und trainiert, parallel wird durch die stabilisierende Haltung beim Treppensteigen die Rumpfmuskulatur gestärkt. In Summe verbessert sich dadurch die allgemeine Fitness und die Lungenkapazität, wodurch sich langfristig und nachhaltig sowohl die aerobe, sauerstoffreiche Ausdauer als auch die Kraft-Leistungs-Fähigkeit verbessert.

Intensive Muskelarbeit wie im Treppenhaus wirkt auch schnell und effektiv gegen Stress und Anspannung. Meinen Studierenden habe ich deswegen vor einer Prüfung immer empfohlen, entweder mit dem Rad zur Prüfung zu kommen oder mindestens direkt vor der Prüfung zweimal vier bis fünf Etagen hoch und runter zu laufen. Danach war die Anspannung wie weggeblasen oder besser gesagt »weggeatmet«. Die intensive körperliche Belastung führt zu einer Reinigung unserer Gedanken. Wir haben dadurch kaum noch Kapazität, uns mit unserer Nervosität oder unserem Prüfungsstress oder Lampenfieber zu beschäftigen, denn körperliche Anstrengung fordert alle Systeme extrem heraus. Und Muskelarbeit gleicht darüber hinaus unsere Stresshormone aus und sorgt somit für eine schnelle Entspannung. Stress lässt sich also wunderbar mit körperlicher Aktivität beantworten. Das ist bereits so in der Evolution angelegt, denn Stress war vor Millionen von Jahren notwendig und sinnvoll, um uns in Gefahrmomenten zum einen leistungsfähig zu machen und zum anderen zu schützen. Körperliche Aktivität ist eine zusätzliche Belastung für uns, sodass wir durch das intensive Treppengehen zwei Fliegen mit einer Klappe schlagen. Wir bearbeiten unseren mentalen Stress und gleichzeitig auch unsere körperliche Unterforderung als zweiten Stressor.

Neuere Studien zeigen, dass Menschen, die regelmäßig Treppen steigen, ein deutlich geringeres Risiko für chronische Krankheiten wie Diabetes, Herzkrankheiten und auch Übergewicht haben, und so kann das Treppensteigen sogar als Marker für eine gute funktionelle Fitness im Alter angesehen werden. Schon ein paar Minuten Treppensteigen täglich können also langfristig einen großen Unterschied machen. 40 Etagen pro Woche hochgegangen sind eine Benchmark, die wir mit ein wenig Übung leicht erreichen können und die viele nachhaltige positive Effekte auf unsere Lebensqualität und Gesundheit hat.

Langes Sitzen ist gefährlich

Lange Sitzzeiten, die heutzutage unseren Alltag prägen, sind ein eigenständiger Risikofaktor, wie zahlreiche aktuelle Studien belegen. Leider lässt sich die über mehrere Stunden zu geringe Stoffwechselaktivität und die damit einhergehende Durchblutungsminderung mit einer schlechten Versorgung der Körperzellen nicht durch einen Freizeitsport, der zwei- bis dreimal in der Woche stattfindet, kompensieren. Acht bis zehn Stunden Bewegungsarmut hinterlassen große Narben in unserem Körper. Umso wichtiger ist es deshalb, nicht nur am Wochenende oder vereinzelt in den Abendstunden sportlich aktiv zu werden, sondern regelmäßig im Alltag, indem intensive Bewegungen mit starker Muskelarbeit wie beim Treppensteigen zur Routine werden. Zudem braucht man noch nicht einmal eine sportliche Ausrüstung oder besondere Bekleidung.

Spätestens alle 60 Minuten sollten wir die sitzende Ruhe unterbrechen und eine kleine Bewegungspause einlegen. Fünf Minuten mehrmals am Tag reichen durchaus aus, um die negativen Folgen des Sitzens zu kompensieren. Kniebeugen oder Liegestütze sind tolle Möglichkeiten, den Stoffwechsel wieder schnell anzukurbeln. Das werden Sie rasch bemerken, denn selbst nach dieser kurzen aktiven Pause sind Sie wieder deutlich leistungsfähiger, weil durch die bessere Durchblutung Konzentration und Aufmerksamkeit zunehmen. Schon ein paar Muskelübungen erhöhen die Durchblutung im Gehirn um mehr als 30 Prozent und geben Ihnen Frische zurück. Muskelarbeit im Tagesverlauf schickt also die Müdigkeit in den Ruhestand und hält Sie nachhaltig gesund.

Ruhig mal nichts tun: Schlaf und Regeneration

Schönheitsschlaf und Powernap? Völlig übertrieben! Wir fühlen uns schließlich voller Energie und Tatendrang. Doch wir erwischen uns dabei, wie wir sehnsüchtig auf das Sofa schielen und ein kleines Verlangen verspürten, ein Nickerchen zu halten. Denn während wir uns einreden, keine zusätzlichen Ruhephasen zum normalen Schlaf zu benötigen, flüstert unser Körper uns stattdessen zu: »Wie wäre es mit einer kleinen Pause?«

Wie verändern sich eigentlich der Schlaf und das Ruhebedürfnis bei Männern mittleren Alters? Vielleicht tun wir zusätzlichen Ruhephasen unrecht und kurze Pausen zwischendurch könnten wie ein geheimer Jungbrunnen wirken? Es ist an der Zeit, die Vorteile von ausreichendem Schlaf und regelmäßigen Ruhephasen nicht länger zu ignorieren: bessere Laune, mehr Energie, eine erfrischte Ausstrahlung und gesündere Ernährungsentscheidungen – klingt doch gar nicht mal so schlecht, oder?

PAUSEN SCHADEN DEM ERFOLG

Warum haben wir Vorurteile gegen Pausen? Im Alltag und im Privatleben definieren wir uns häufig über Leistung. Beruflicher Erfolg, viele Stunden am Schreibtisch und anspruchsvolles körperliches Training führt zu einem zufriedenen Gefühl. Wir nehmen an, dass Erfolge durch konstantes Arbeiten und nicht durch Pausen entstehen. Denn schließlich erzielt man(n) keine Erfolge in der Horizontalen, sondern in Aktion.

So denken viele! Etwa ein Drittel der Bevölkerung lernt und arbeitet, ohne Pausen einzulegen. Dabei ist das Durchführen von Pausen im Arbeitszeitgesetz festgelegt, und das nicht ohne Grund. Jeder Mitarbeitende hat ab einer Arbeitszeit von mehr als sechs Stunden ein Anrecht auf eine Mittagspause, die je nach Arbeitszeit mindestens 30 Minuten beträgt. Je länger die Arbeitszeit ist, desto länger die vorgeschriebene Pause. Unser Gehirn kann nämlich gar nicht so lange am Stück konzentriert arbeiten. Rund 70 bis 80 Minuten schafft das Hirn, bevor es abschaltet. Durch Pausen erholen wir uns wieder, sind offen für neue Inhalte und können danach sogar produktiver sein als vorher. Dadurch senken Pausen das Risiko eines Unfalls und heben unsere Stimmung. Der wahre Motor unseres Erfolgs sind also eigentlich Pausen.

PAUSEN: WAS TREIBT UNS AN?

Besonders aus dem Bereich des Sports können wir uns so einiges abschauen. Erst durch das richtige Management von Trainingseinheiten und Pausenphasen können maximale Erfolge erzielt werden. Werden keine Pausen eingehalten, ist das Training ineffizient und führt sogar zu einer Verschlechterung auf physischer sowie psychischer Basis. Pause ist jedoch nicht gleich Pause.

Kompensation Um nach einem intensiven Training oder einem Arbeitstag wieder auf unseren körperlichen Ausgangszustand zu kommen und unsere Leistungsfähigkeit herzustellen, spricht die Sportwissenschaft von dem Prinzip der Kompensation. Es beschreibt den Prozess, der Ermüdung durch vorausgegangene Belastung aufwiegt und uns auf das Level befördert, auf dem wir vor einer körperlichen und mentalen Anstrengung standen. Die Kompensation ist also als Ausgleich unserer Ressourcen zu sehen. Nach einer ausreichenden Kompensation können wir also genau da starten, wo wir zuvor waren.

Erholung Ein Erholungszustand kann vom Prinzip der Kompensation abgegrenzt werden. Während der Prozess der Kompensation zu einem Ausgleich von Belastung und Ausgangslevel führt, sorgt Erholung dafür, dass wir zusätzlich Kraft tanken. Diese geht über unser normales Level an Energie hinaus und ist von längerer Dauer. Erholung kann sowohl aktiv als auch passiv erfolgen. Aktive Maßnahmen, wie beispielsweise Auslaufen oder Dehnen, wirken dabei effektiver als Passive, wie das Liegen auf der Couch.

Superkompensation Profisportler wenden für ihre Leistungssteigerung noch eine weitere Form der Pause an. Bei der sogenannten Superkompensation wird durch Pausen die Leistung gesteigert. Ist unser Körper durch das Training stark beansprucht, muss unser Glykogenspeicher aufgefüllt werden. Unsere Muskeln erleiden bei intensivem Training kleine Verletzungen, die wieder repariert werden müssen. Erfolgen diese Reparaturen, erkennt der Körper dies und produziert vorausschauend für weitere Verletzungen einen größeren Speicher an Muskelmasse und Nervenzellen. Gewappnet für neue Verletzungen und Ermüdung, hat unser Körper nun einen größeren Vorrat an Muskeln und wird insgesamt leistungsfähiger. Geben wir unserem Körper also genug Zeit für die Superkompensation und setzen im optimalen Zeitfenster neue Reize, werden wir effizienter. Starten wir zu früh, ist der Körper noch nicht bereit und verschlechtert sich sowohl physisch als auch psychisch, was im schlimmsten Fall einen Leistungsabfall begünstigt.

Diese Erkenntnisse lassen sich auch auf unseren Alltag übertragen und sind ein hervorragendes Beispiel dafür, wie wichtig und produktiv Pausen sind.

IST SCHLAF WIRKLICH SO WICHTIG?

Schlaf ist die Basis für den Körper, um gesund und leistungsfähig zu bleiben. In der Phase des Schlafens erholen wir uns und schöpfen neue Energie für den nächsten Tag. Wie wichtig Schlaf für unsere physische und psychische Leistungsfähigkeit ist, zeigen Studien, in denen Probanden kontrolliertem Schlafentzug ausgesetzt waren.

Bereits eine Schlafdauer von weniger als sechs Stunden hat körperliche Folgen. Schon ein bis zwei Stunden weniger Schlaf können einen erhöhten Blutdruck bedingen, das Risiko von Herz-Kreislauf-Erkrankungen steigt an. Weiterhin führt ein nicht erholsamer oder ausbleibender Schlaf zu geringerer Aufmerksamkeit und Konzentration. Dass dies gefährlich werden kann, zeigt eine Studie, die das Thema Schläfrigkeit am Steuer untersucht. So gaben 42,5 Prozent der Befragten als Grund für das Einschlafen am Steuer an, am Vortag schlecht geschlafen zu haben. Ein Unfall ist laut der AAA Foundation for Traffic Safety bis zu 11,5-mal wahrscheinlicher, wenn der Mensch weniger als vier Stunden geschlafen hat.

Schlafen wir 24 Stunden am Stück nicht, werden neuronale Prozesse des Körpers geschädigt und Erkrankungen gefördert. Nachweislich wird unsere Schmerzschwelle durch Schlafverlust gesenkt und die Erfahrung von Schmerz verstärkt – wir werden umgangssprachlich dünnhäutiger. Der Schlafentzug von 24 Stunden lässt sich auch in der Bildgebung unseres Hirns zeigen. Es sieht auf den Bildern aus, als sei es um ein bis zwei Jahre älter als ein Hirn mit ausreichendem Schlaf. Auch unserem Bäuchlein tut eine Nacht ohne Schlaf so gar nicht gut. Wie eine Studie der Universität Uppsala zeigt, führt schon eine Nacht ohne Schlaf dazu, dass unser Körper mehr Fett speichert und Muskelproteine abbaut. Dies geschieht dadurch, dass unsere Muskelzellen weniger Glukose verbrauchen, was zu einem Rückgang der Glykolyse und einem Anstieg unseres Blutzuckers führt. Es konnte beobachtet werden, dass die Muskeln der Probanden vermehrt auf Proteine der Energieversorgung zurückgriffen als auf die Glukose. In den Fettzellen passierte das Gegenteilige. Hier stieg die Glykolyse an, da durch das Blut vermehrt Glukose angeliefert wurde. In den Fettzellen dient das Enzym jedoch zum Aufbau von Fettreserven. Wer unter Schlafmangel leidet, greift am Folgetag eher zu fett- als zu proteinreicher Kost, wie eine Forschergruppe in London nachwies. So werden am Tag nach dem unzureichenden Schlaf durchschnittlich 385 Kalorien mehr verspeist, als wenn wir ausreichend Schlaf bekommen.

Nach 48 Stunden ohne Schlaf nehmen die körperlichen und psychischen Herausforderungen natürlich noch weiter zu. Neben den Einbußen von Konzentration und Aufmerksamkeit, steigen unser Blutdruck und der Herzschlag: unser Körper ist gestresst. Zusätzlich sinkt unsere Körpertemperatur und wir haben Schwierigkeiten, Worte zu finden. Weil unser Gehirn zu dringend Ruhe braucht, besteht auch das Risiko eines unkontrollierten Sekundenschlafs, was besonders beim Autofahren lebensgefährlich ist.

72 Stunden ohne Schlaf sind ohne Hilfe kaum durchzuhalten. Erfolgt dies, können neben den anderen Symptomen zusätzlich Angstzustände, depressive Tendenzen und eine erhöhte Sensibilität für Licht und Farbe sowie weitere Symptome, die an eine Schizophrenie erinnern, nachgewiesen werden. Ein Zeichen: Unser Körper und unsere Psyche brauchen dringend Erholung.

Was passiert im Körper, während wir schlafen?

In Deutschland schlafen Menschen ab zehn Jahren durchschnittlich acht Stunden und 37 Minuten pro Nacht. Das bedeutet, dass wir etwa ein Drittel unseres Lebens schlafend verbringen, und das ist auch gut so! Unser Körper nutzt die Schlafenszeit, um am nächsten Tag wieder energiegeladen durchzustarten. Im Schlaf fährt unser Körper seine Funktionen auf ein Minimum herunter: Der Herzschlag wird vermindert und der Blutdruck sinkt. Während sich für uns Schlaf wie ein vermeintliches Nichtstun anfühlt, läuft unser Stoffwechsel in der ersten Nachthälfte zu Höchstleistungen auf. Wachstumshormone werden ausgeschüttet und sorgen dafür, dass sich unsere Zellen regenerieren, Proteine werden gebildet und das muskuloskelettale System wird repariert. Dies geschieht insbesondere in der Tiefschlafphase rund um Mitternacht, in der das Hormon Melatonin die höchste Konzentration aufweist.

Auch das Immunsystem profitiert davon, wenn wir ausreichend schlafen. Inwiefern Schlaf auf das Immunsystems einwirkt, ist noch nicht abschließend erforscht. Es konnte aber nachgewiesen werden, dass sich die Funktion sogenannter T-Zellen bei Personen mit weniger Schlaf verringert. Das ist insofern kritisch, als dass T-Zellen die Fähigkeit aufweisen, sich an infizierte Zellen zu binden und diese zu zerstören. Verringerter Schlaf = verringerte Bindungsfähigkeit der T-Zellen = niedrigere Immunabwehr.

Während wir schlafen, regeneriert sich auch unser Gehirn. Das neuronale Netzwerk erholt sich, indem Informationen sortiert, verworfen oder im Gehirn gespeichert werden. Nach dem Aufwachen sind wir wieder leistungsfähiger, Reaktionsgeschwindigkeit und Aufnahmefähigkeit steigen und das Gehirn ist bereit für neue Eindrücke. Fast ein kleiner Gesundheitsmarathon, den unser Körper nichts ahnend vollbringt. Fühlt sich gar nicht mehr so schlecht an, in der Horizontalen zu liegen, oder?

Was passiert im Hirn, während wir schlafen?

Unser Schlaf ist in verschiedene Phasen geteilt, die sich zyklisch abwechseln und drei bis fünf Mal durchlaufen werden. Insgesamt dauert das Durchlaufen aller Phasen zwischen 90 und 120 Minuten. Nach dem Einschlafen, bei dem wir meist noch aufmerksam unsere Umgebung wahrnehmen, tritt das erste leichte Schlafstadium ein. Unsere Muskelspannung wird reduziert, der Schlaf ist noch recht leicht und wir nehmen unsere Umgebung nicht mehr ganz bewusst wahr. Daraufhin erlangen wir das zweite Schlafstadium, das im Schlafverlauf immer länger wird und 50 Prozent des Gesamtschlafes darstellt. Im dritten Stadium ist der Übergang in den Tiefschlaf, wobei unsere Muskelspannung weiter abnimmt. Der Tiefschlaf dient dazu, dass sich der Körper erholt. Gehirnaktivitäten sind in dieser Phase gedämpft, die Cortisolausschüttung ist gehemmt und die Wachstumshormone werden freigesetzt. Geträumt wird nur selten. Die Tiefschlafphase erfolgt in der ersten Schlafhälfte und wird in der zweiten meist nicht mehr erreicht. Werden wir in dieser Phase geweckt, sind wir desorientiert. Schlafwandeln oder Sprechen im Schlaf können in dieser Phase auftauchen. Diese vier beschriebenen Phasen werden als Non-REM bezeichnet.

An diese Phase knüpft die REM-Phase an. In der zweiten Nachthälfte steigt die Cortisolausschüttung wieder deutlich an. Zu Beginn der Nacht dauert die REM-Phase etwa 20 Minuten und verlängert sich im Laufe der Nacht auf bis zu 35 Minuten. Die meisten vegetativen Funktionen, wie beispielsweise Blutdruck, Atmung und die Hirn- und Genitaldurchblutung, sind in dieser Phase aktiviert. Es wird angenommen, dass das Gehirn in dieser Schlafphase Soziales und Emotionales verarbeitet und Wissen festigt. Unsere Muskeln sind in diese Phase maximal entspannt. Lediglich unsere Augäpfel führen rasche Bewegungen durch, das sogenannte Rapid-Eye-Movement. Unsere Augen bewegen sich mit einer Frequenz von fünf- bis zehnmal pro Sekunde. Während sich in den Non-REM Phasen unser Körper erholt, kommt nun unserer Psyche Erholung zu.

DER MANN, DAS ALTER UND DER SCHLAF

Wie viele Stunden Schlaf eine Person benötigt, ist individuell. Im mittleren Alter benötigen Männer etwas weniger Schlaf als Frauen, was sich ab 50 Jahren aber wieder anpasst. Genauso ist es mit der Phase der Höchstleistungsfähigkeit, die bei manchen am Morgen und bei anderen in den Abendstunden liegt. Unser Schlaf verändert sich während unseres Lebens stetig.

Babys schlafen noch bis zu 17 Stunden am Tag, davon findet ein Großteil in der Phase des Tiefschlafs und in der des REM-Schlafs statt. Im Erwachsenenalter wird die Nachtschlafdauer zunehmend kürzer. Auch der Anteil der REM- und Tiefschlafphasen wird geringer und der Schlaf durch kürzere oder längere Wachphasen unterbrochen. Das liegt an verschiedenen Faktoren. Zum einen bewegen sich ältere Menschen weniger, die Ernährung verändert sich und Erkrankungen und Beschwerden nehmen zu. Des Weiteren gehen ältere Menschen früher schlafen oder legen Mittagspausen ein, die den Schlafdruck beeinflussen.

Besonders bei Männern wird der Anteil der Tiefschlafphasen niedriger. Eine Studie belegt, dass insbesondere 40- bis 50-jährige Männer ein Schlafdefizit aufweisen. Durchschnittlich 37,5 Prozent der Männer berichten, einmal wöchentlich nicht richtig durchschlafen zu können, und 20 Prozent beurteilen ihre Schlafqualität als schlecht. Im Krankenhaus werden doppelt so viele Männer wie Frauen wegen Schlafstörungen behandelt. Woran das liegt, ist noch nicht genau erforscht.

Die Folge des verkürzten Schlafs: Wir fühlen uns weniger frisch und teilweise überfahren, wenn wir morgens aufwachen, da unser Körper speziell die Tiefschlafphasen zur Regeneration nutzt. Doch was sorgt für einen schlechten Schlaf im Alter?

Das raubt uns den Schlaf

Wein als Einschlafbegleitung: Ein Gläschen Alkohol zum Einschlafen hat noch keinem geschadet, denkt sich der eine oder andere. Falsch gedacht! Richtig ist, dass man(n) schneller einschläft, jedoch die zweite Nachthälfte durch Unterbrechungen und Wachphasen gestört ist. Dies führt dazu, dass wir weniger tief schlafen, was sich auf unsere Erholung auswirkt. Alkohol begünstigt darüber hinaus das Auftreten von schlechten Träumen. Auch die Steigerung von Harndrang und Durst durch den Konsum von Alkohol haben zur Folge, dass wir unruhig schlafen. Der Griff zum Glas sollte wohlüberlegt sein und dient nicht als geheimes Hausmittel für erholsamen Schlaf.

Weniger Bewegung im Alltag: Die ersten körperlichen Wehwehchen führen dazu, dass weniger Bewegung im Alltag stattfindet, weshalb das Schlafbedürfnis nicht so hoch ist. Nehmen Sie lieber die Treppe anstatt den Aufzug, und schon gelingt das Schlafen besser.

Kaffee zur richtigen Uhrzeit: Bisher schleppen wir uns mit koffeinhaltigen Getränken durch den Tag, was auch nicht unbedingt dazu führt, dass wir erholsam schlafen. Lassen wir aber genug zeitlichen Abstand zwischen dem Einschlafen und unserer letzten Tasse Kaffee, schlafen wir viel leichter ein. Koffein unterdrückt nämlich die Produktion von Melatonin und Adenosin, die Schlüsselelemente unseres Schlaf-wach-Rhythmus.

So ungern wir es uns eingestehen, aber die Nächte werden schlichtweg durch die Veränderungen kürzer, die ab 40 auftreten. Denn wer nachts nicht mehr ganz so erholsam schläft, ist auch früher müde. Es ist an der Zeit, noch einmal zum Schönheitsschläfchen oder Powernap zurückzukommen …

Siesta für alles

Schlaf hilft uns fit, aufnahmefähig und gesund zu bleiben. Und wenn sich unser Schlaf verändert, müssen wir unser Verhalten den Schlafgewohnheiten anpassen. Gestehen wir uns doch einfach ein: Wir brauchen Pausen – ebenso wie Leistungssportler.

Die Sportwissenschaft nutzt Pausen für die Leistungssteigerung - warum sollten wir es ihr nicht gleichtun? Das hat weniger mit unserem Alter als mit der Effizienz zu tun. Durch Pausen vermeiden wir Erschöpfungszustände, stabilisieren unsere Stimmung, beugen Krankheiten vor und sorgen für eine stabile Konzentration. Ein weiterer Vorteil: Sind wir wieder frisch durch das kurze Nickerchen zwischendurch, sinkt der Appetit auf fettige und süße Lebensmittel. Das richtige Management von Pausen ist dabei entscheidend, sie sollten nicht zu lang sein und zu nah an unserer eigentlichen Schlafenszeit liegen - klingt doch ganz einfach, oder?

Über den Körper hinaus

MIDLIFE-CRISIS, MYTHOS ODER WAHRHEIT?

Und als ob das alles nicht schon schwierig genug ist, kommt plötzlich die Midlife-Crisis um die Ecke, droht mit Sinnsuche im Leben und lässt manche orientierungslos zurück. Ab jetzt geht's in die permanente Unzufriedenheit. Die Lösung dafür wird von Nicht-Betroffenen eher belächelt. Glaubt man nämlich Filmen und lustigen Büchern, ist das die Zeit für neue Partnerschaften mit meist jüngeren Partnern, jugendliche Klamotten, neue Autos und viele Peinlichkeiten, die man sich auf dieser Sinnsuche leistet.

Ist das ein selbst eingebrocktes Schicksal oder etwas, was über uns kommt, ohne dass wir etwas ändern können? Müssen wir zum Arzt, Therapeuten oder reicht es einfach, mehr zu kommunizieren? Fragen über Fragen, auf die wir ein paar Antworten geben wollen. Denn die Lebensmitte ist schon ein verzwicktes Ding. Und vieles ist eben nicht nur gefühlt, sondern auch untersucht.

Die Hormonreduktion bei Männern – das haben wir schon skizziert – kann tatsächlich Stimmungsschwankungen, Unruhe, Nervosität und Motivationsprobleme auslösen und zu depressiven Verstimmungen und einer erhöhten Anfälligkeit für Stress führen. Doch eine Erklärung für die vermeintlich nicht erklärbare Sinnfrage in der Mitte des Lebens ist das nicht. Schon eher, dass es ein weltweites Phänomen ist, das sich unterschiedlich interpretieren lässt. Zwei Wirtschaftswissenschaftler aus den USA und Großbritannien haben eine Untersuchung mit Daten von mehr als zwei Millionen Menschen aus 80 Ländern durchgeführt. Ziel war es, etwas über das Wohlbefinden der Menschen herauszubekommen. Das Ergebnis ist interessant, auch für das Phänomen der Midlife-Crisis. Denn die Krise, wie immer man sie auch nennt, ist tatsächlich global und tritt in der Lebensmitte auf. Weltweit im Schnitt mit 44 Jahren. Und das ist geschlechterübergreifend, egal ob arm oder reich, verheiratet oder ledig. Das Risiko für Unzufriedenheit und Depressionen ist nie größer als in den Jahren zwischen 40 und 50!

Also Haken dran und Strich drunter. Fakt ist geklärt. Nur die Erklärung fehlt noch. Und die ist gar nicht so einfach. Denn es gibt nicht wenige Wissenschaftler, die halten die Midlife-Crisis für ein privilegiertes Phänomen, das damit zu tun hat, ob man sich den Ausstieg aus der Beziehung und den Einstieg in den Porsche auch leisten kann. Aber warum nicht mit 60? Die internationale Stimmungskurve hat einen U-förmigen Verlauf. Bis zum 30. Lebensjahr ist noch alles paletti, dann kommt der Abstieg ins tiefe Tal. Danach allerdings geht es wieder bergauf. Und wenn man den Daten glaubt, scheint ab 60 dann zunehmend wieder die Sonne. Menschen mit 70 Jahren, so sie denn gesund sind, sind dann wieder genauso glücklich, wie sie es mit 20 waren. Die Menschen werden also wieder zufriedener, was laut Wissenschaftlern daran liegt, das die Verantwortung für viele Dinge sinkt und die Gelassenheit des Alters Einzug hält. Die Grundfrage bleibt aber: Ist man automatisch in einer Krise, wenn die Zufriedenheit sinkt? Nein, zeigt eine große Studie aus den USA in den 2000er-Jahren. Demnach haben nur fünf bis zehn Prozent der Bevölkerung überhaupt eine Midlife-Crisis!

Udo Jürgens war noch nie in New York!

Udo Jürgens sang über das männliche Phänomen der Krise schon in den 1980ern. Vom Mann, der dem Alltag entfliehen will und sich nach New York wünscht. Wenn Sie das Lied kennen, wissen Sie, wie es endet: Der New-York-Flüchtling ist am Ende aber doch keiner, kommt mit Zigaretten zurück und macht weiter wie bisher. Wahrscheinlich unglücklich. Wobei der Text das Unglück und die womögliche Unzufriedenheit der Frau völlig außen vor lässt. Das passt übrigens in die Zeit, in der zwar eine Frau den Begriff der »Mitte des Lebens« in ihrem Buch *»Passages«* prägte, die Männer aber die Deutungshoheit über das Thema behielten. Gail Sheey befragte in den 1970ern in ihrem Buch Männer und Frauen nach ihren Wünschen und ihrer Zufriedenheit. Das Ergebnis: Beide Geschlechter waren unzufrieden mit den traditionellen Geschlechterrollen. Doch viele männliche Psychologen widersprachen ihr. Die Krise sei eine der Männer und die »Midlife-Krise« sei eher eine zweite Pubertät, die in eine »Playboy-Phase« führt. Und die sei wichtig für die Persönlichkeitsentwicklung und gehöre zum Alterungsprozess des Mannes dazu. Fertig, aus! Frauen spielten in den Schilderungen von Midlife-Crisis keine Rolle, und wenn, dann nur als die Verlassene, der Seitensprung, die zurückgelassene Alleinerziehende. Midlife-Crises hatten nur Männer.

Wenn Sie jetzt schlucken müssen, dann zu Recht. Aber Sie wissen jetzt auch, warum jeder Mann mit neuer Harley Davidson heute noch das Idealbild der Midlife-Crisis prägt. Für den Mann gehört das dazu. Man findet das als Beobachter nicht immer gut, aber im Prinzip darf er das! Kann ja nicht anders. Bei den Frauen gibt es das Phänomen auch, wird aber weniger beachtet und tatsächlich oft mit den Wechseljahren in Zusammenhang gebracht. Obwohl die eher beginnen und später aufhören als dieser Fall in die Stimmungsgletscherspalte des Lebens.

Wie dem auch sei: Trotz aller individueller Unterschiede ist das mittlere Lebensalter für die Psychologin Pasqualina Perrig-Chiello eine krisenanfällige Zeit und eine beunruhigende Phase. Oft mit Selbstzweifeln und Mutlosigkeit in Partnerschaft und Beruf verbunden. Das lässt sich auch an Daten ablesen. Denn die meisten Fälle von Depressionen und Burn-out treten mit Ende 40 auf, in dieser Zeit gibt es auch die meisten Ehescheidungen. Es ist anscheinend eine Phase, in der Dinge noch mal hinterfragt werden. Wurde das Leben so richtig gelebt? Was macht Sinn? Wie soll es weitergehen? An den Antworten kann man schon mal verzweifeln. Und die vielleicht falschen Konsequenzen ziehen. Zumal die Ängste oftmals nicht ernst genommen werden.

Und gerade bei Menschen, die viel Wert auf Routine legen und auf Sicherheit bedacht sind, eine kleine Panik auslösen. Veränderungen können Angst machen.

Ein wesentlicher Schritt ist für die Schweizer Psychologin, dass man Veränderungen annimmt, bestimmte Illusionen aufgibt, andere aber neu definiert. Man solle sich verabschieden von der perfekten Frau, dem perfekten Mann, der heilen Familie, dem perfekten Beruf. Das führe zu mehr Gelassenheit und Zufriedenheit.

Und in jeder Krise steckt ja auch eine Hoffnung. Dass man nämlich gestärkt herauskommt. Denn glaubt man der klassischen Definition des Wortes »Krise«, bezeichnet sie den Moment, in dem ein Krankheitsverlauf sich zum Guten oder zum Schlechten wenden kann.

Aber tatsächlich kann so eine Krise, von außen belächelt, die Lebensqualität von Betroffenen stark einschränken. Die psychologische Wissenschaft ordnet die Midlife-Crisis als »psychische Belastung« ein, die in einer Krankheit münden kann. Das haben wir oben kurz angerissen. Und sie ist eine von vielen Krisen. Wenn die Zufriedenheitskurve eigentlich noch auf Daumen hoch steht, wird eine erste Krise definiert. Die »Quarterlife-Crisis«! Die kann junge Menschen in den 20ern befallen und ist eine Reaktion auf den stärker werdenden Leistungsdruck in der Gesellschaft. Das paart sich dann mit Zukunftsängsten und der Unsicherheit, das Richtige zu tun.

Der Weg aus der Krise

Krisen über Krisen, wenn es schlecht läuft. Aber was soll man tun? Die Wissenschaft hat eindeutige Antworten zur Hand. Das Aufgeben von Illusionen scheint eine wichtige Entwicklungsaufgabe. Der Psychoanalytiker Carl Gustav Jung sagte, dass man die zweite Lebenshälfte nicht nach dem Muster der ersten leben kann. Viele Menschen begreifen das nur, so Jung, durch eine Krise, die schmerzhaft sein kann, aber am Ende auch heilsam.

Man sollte verhindern, dass andauernde negative Gedanken das Leben behindern. Dass man kein Spielball der Umstände und der eigenen Biografie ist, sondern eine Selbstverantwortlichkeit hat. Also die Einsicht, für seinen Lebensweg auch selbst verantwortlich zu sein.

Geistige Fitness ist ein Schlüssel in jedem Altersabschnitt, der dafür sorgt, dass wir in jungen Jahren Informationen sammeln, die uns mit Mitte 40 einen Vorsprung an Wissen und Erfahrung bringt, der das verlangsamte Tempo wieder wettmacht.

Soziale Kontakte, eine generelle Offenheit für Neues, aber auch Sport und Training gehören dazu. Und Kommunikation, gerade bei Männern ein Thema in fast jeder Beziehung. Frauen tauschen sich nämlich mit mehr Menschen aus als Männer. Fast ein Klischee, aber doch eine Wahrheit. So wurden bei einem Forschungsprojekt Probanden gefragt, zu wem sie gehen würden, wenn sie ein persönliches Problem hätten. Die Männer gaben eine eindeutige Antwort und nannten die Frau als ihren ersten Kommunikationspartner. Das hat auch einen Grund. Männer seien, so unsere Schweizer Psychologin, eher Partnerzentriert und reden mit Freunden zwar auch über viele Dinge, selten aber über persönliche Angelegenheiten. Frauen hingegen antworteten auf die gleiche Frage, sie würden zur Freundin, zur Mutter, zur Schwester gehen. Der Mann war als Ansprechpartner einer unter vielen. Dieses Muster hat leider Folgen. Durch die intensivere Kommunikation mit vielen Personen flüchten Frauen weniger drastisch und holen sich eher Hilfe. Auch das zeigen Studien. Männer hingegen sind radikaler in ihren Brüchen. Sie geben von heute auf morgen ihren Job auf oder verlassen sogar Frau und Familie. Begründet darin, dass sie zuvor mehr verdrängt, verschwiegen und verleugnet haben. Und dann keinen anderen Weg mehr gehen können als den radikalen. Der dann viele überrascht.

Interessant ist, dass sich das mit zunehmendem Alter wieder ändert. Dann verlassen auch Frauen vermehrt ihre Beziehung, um noch mal unabhängig zu werden. Gestützt von dem Phänomen, das wir schon beschrieben haben. Frauen leben länger und meist bei besserer Gesundheit.

»Die meisten Menschen führen ein Leben in stiller Verzweiflung.« Das ist ein Zitat des Philosophen und Schriftstellers Henry David Thoreau. Der lebte in der Mitte des 18. Jahrhunderts und davon zwei Jahre in einer selbst gebauten Hütte im Wald. Er wollte herausfinden, was man wirklich im Leben braucht, und schrieb darüber ein Buch. Die Zeit im Wald führte anscheinend zu keinem sehr positiven Blick auf den Zustand von Mensch und Gesellschaft.

Unseren Blick auf die Welt bestimmen wir aber selbst. Und das kann helfen. Mit einer Portion Positivismus, Selbstwirksamkeit und am besten viel Kommunikation kann man schon viel Ballast über Bord werfen. Liebe Männer, dabei wünschen wir euch natürlich alles Gute!

STRESS

Erfolgreiche Männer brauchen Stress!

Hier stehen wir nun zwischen Meetings, familiären Verpflichtungen und dem Wunsch, unseren Hobbys auch noch genug Zeit zu widmen. Die Konsequenz ist: Wir fühlen uns gestresst. Ein typisches Phänomen der heutigen Zeit: Jeder vierte Deutsche steht unter Strom, zeigt die TK-Stressstudie. Als Hauptgründe werden hier die Arbeit, hohe Ansprüche an sich selbst und Sorge um Angehörige genannt.

Stress gilt als etwas, das vermieden werden sollte, weil er negative Auswirkungen auf unsere Gesundheit hat. Im Vergleich zu den wenig Gestressten gaben die viel Gestressten in der TK-Studie an, deutlich mehr unter Erschöpfung, Schlafstörungen, Kopfschmerzen und Migräne sowie Niedergeschlagenheit oder Depression zu leiden. Doch Stress kann uns auch dazu antreiben, unsere Motivation und Leistung zu steigern. Was passiert in unserem Körper, wenn wir gestresst sind? Wie kann ich Stress richtig managen, um einen positiven Nutzen daraus zu ziehen und gleichzeitig gesundheitliche Risiken zu vermeiden?

Stress ist nicht gleich Stress

Stress kann auf unterschiedliche Weise entstehen und hat verschiedene Ursachen. Durch innere oder äußere Reize wird unser Gleichgewicht durcheinandergebracht und verlangt eine Anpassung an eine herausfordernde Situation. Die inneren oder äußeren Reize werden als Stressoren bezeichnet. Können wir gut auf den Stress reagieren und fühlen uns handlungsfähig, wird der Stress als Herausforderung und Motivation empfunden. Diese Art von »positivem Stress« wird als Eustress bezeichnet. Nicht zu bewältigender Stress, der in uns ein Gefühl der Ohnmacht hervorruft, wird Disstress genannt. Was bei uns Stress auslöst, ist unterschiedlich und bei jedem Menschen anders. Abhängig von den Ressourcen, die uns zur Verfügung stehen, unseren persönlichen Einstellungen und der Bewertungen einer Situation, entsteht »positiver« oder »negativer« Stress.

Auswirkungen von **akutem, kurzzeitigem** Stress

- Freisetzung von Adrenalin und Noradrenalin
- Erhöhung der Temperatur
- Verbesserte Aufmerksamkeit und Leistungsfähigkeit
- Steigerung der Herzfrequenz
- Beschleunigter Atem
- Steigerung des Blutdrucks
- Anstieg des Blutzuckers
- Erweiterung der Bronchien
- Versorgung der Muskulatur mit Nährstoffen
- Kurzzeitige Aktivierung von Immunzellen

Der Körper ist in Alarmbereitschaft für vermutete oder tatsächliche Gefahr.

Auswirkungen von **chronischem, andauerndem** Stress

- Adrenalin und Blutdruck auf höchstem Niveau
- Probleme mit dem Verdauungssystem (zum Beispiel in Form von Reizdarmerkrankungen oder Entzündung der Magenschleimhaut)
- Verminderte Konzentration
- Risiko für Herz-Kreislauf-Erkrankungen steigt
- Gefühl der Erschöpfung
- Erhöhtes Risiko für psychische Störungen
- Schlafstörungen
- Kopf- und Rückenschmerzen

Der Körper ist mit einer überlasteten Maschine vergleichbar, die heißläuft und sich nicht abkühlen kann.

Stress – das sagt die Forschung

Um die Entstehung von Stress zu erklären, gibt es viele Forschungsansätze. Stress wird auf soziologischer, psychologischer und biologischer Ebene untersucht. Dies zeigt, wie komplex und vielschichtig das Konstrukt »Stress« ist. Für ein besseres Verständnis möchte ich (Ingo) die verschiedenen Modelle kurz erklären.

Biologische Stressmodelle

Aus biologischer Sicht ist Stress eine Reaktion auf Belastungsfaktoren, die außerhalb des Körpers stattfinden. Der Körper schlägt auf eine Situation Alarm und reagiert durch die Ausschüttung von Stresshormonen, wie Cortisol, Adrenalin oder Noradrenalin. Diese Hormone lassen den Blutdruck steigen, die Atmung wird beschleunigt und Glukose freigesetzt. Unsere Muskulatur ist nun für eine Flucht- oder Kampfreaktion vorbereitet, weil unsere Muskeln ausreichend durch Nähr- und Sauerstoffzufuhr versorgt sind. Körperfunktionen, die nicht überlebenswichtig sind, wie zum Beispiel unsere Verdauung, werden heruntergesetzt. Bei länger andauerndem Stress wird davon ausgegangen, dass unser Körper drei Phasen des Stressmanagements durchläuft. Zunächst reagiert er alarmbereit und stellt umgehend die körperlichen Ressourcen zur Verfügung. Danach wird in der Resistenzphase versucht, anhaltende Stressbedingungen zu reduzieren. Gelingt dies nicht, erfolgt das Erschöpfungsstadium. Die Resistenzphase kann nur begrenzt ausgehalten werden. Kommt es nicht zur Erholung, weil wir beruflich oder familiär unter Dauerstress stehen, wird der Körper langfristig geschädigt.

Soziologisches Stressmodell

Das Modell der sozialen Unterstützung geht davon aus, dass die Unterstützung von Bezugspersonen zur Stressbewältigung eine wichtige Rolle spielt. Verschiedenste Studien zeigen, dass die Mortalität sinkt, wenn Personen ihr Umfeld als unterstützend wahrnehmen. Die wichtige Rolle von sozialer Unterstützung in Krisen- und Stresssituationen ist damit zu erklären, dass die Bezugspersonen vermutlich die Funktion eines »Puffers« einnehmen und so die Folgen des Stresses abmildern. Ein soziales Netzwerk stellt dementsprechend einen präventiven Faktor bei Stress dar. Besonders bei Todesfällen oder Trennungen konnten Studien die stressreduzierende Wirkung von sozialen Beziehungen auf die Probanden feststellen.

Psychologisches Stressmodell

Eine psychologische Betrachtung beruht auf dem »transaktionalen Stressmodell« von Lazarus und Folkman. Stress wird hier als Wechselwirkung zwischen den Herausforderungen einer Situation und den Möglichkeiten der betroffenen Person gesehen. Es wird davon ausgegangen, dass weniger die Geschehnisse im Außen als die Reaktion der betreffenden Person selbst ausschlaggebend für die Entstehung von Stress ist.

Bevor Stress entsteht, durchlaufen wir laut Lazarus drei Bewertungsstufen, die wie folgt aussehen: Geschieht eine unvorhersagbare Situation, wird diese als positiv, unwichtig oder stressend eingeordnet. Im zweiten Schritt analysieren wir, ob wir dem stressenden Reiz mit unseren Ressourcen angemessen begegnen können, sodass wir eine Lösung finden. Stellen wir dabei fest, dass wir nicht genug Ressourcen aufweisen, entsteht Stress. Diesen reduzieren wir intuitiv mit Copingstrategien, das sind erlernte Strategien im Umgang mit Belastungen. Diese Strategien erfolgen auf problemorientierter oder emotionaler Basis. »Problemorientierung« meint hierbei, dass die Situation geändert wird, wie zum Beispiel »Ich nehme mir genug Zeit dafür, dann entsteht kein Stress«. »Emotionsorientiert« beschreibt, dass die Person selbst den Bezug zum Stressor ändert, wie beispielsweise das positive Denken: »Ich habe noch vier Tage bis zur Abgabe Zeit, also stresse ich mich nicht.« Gelingt es uns, den Stress auf eine dieser beiden Weisen zu bearbeiten, bewerten wir die ehemals stressige Situation neu. Sie wird als positiv herausfordernd empfunden und bei wiederholtem Auftreten nicht als Bedrohung eingeordnet, da wir die Situation gut gelöst haben. Haben wir keinen Zugang zu funktionierenden Copingstrategien und schätzen unsere Ressourcen nicht ausreichend ein, sehen wir in der unlösbaren, stressenden Situation eine ernsthafte Bedrohung.

Sportwissenschaftliches Stressmodell

Das Stress Effizienz und Positives fördern kann, zeigt das Yerkes-Dodson-Gesetz, das davon ausgeht, dass Stress mit ansteigender Leistungsfähigkeit korreliert. Die körperlichen Vorgänge, die durch Stress hervorgerufen werden, wie beispielsweise die erhöhte Muskeldurchblutung, sind notwendig, um Leistung zu erbringen. Die Ausschüttung von Cortisol und Glukokortikoide sorgt für eine entzündungshemmende Wirkung, die eine periphere geringe Infektanfälligkeit zur Folge hat, was uns leistungsfähiger macht. Ein gewisses Minimum an Stress ist für Sport also eine notwendige Komponente. Bei langfristigem Stress sorgen die Glukokortikoide jedoch für eine dauerhaften Hemmung des Immunsystems mit dem Effekt einer verminderten Leistungsfähigkeit und depressiven Effekten. Tritt der Stress in Verbindung mit Nervosität und Leistungsangst auf, kann dies ebenfalls die sportliche Leistung hemmen. Dauert der Stress also zu lange an und die Anspannung ist zu hoch, fällt die Leistungsfähigkeit wieder ab und kann für eine Leistungsminderung sorgen. Um die optimale Leistungsfähigkeit zu erzielen, gilt es also, ein individuelles Maß an Stress für sich zu finden, das den sportlichen Erfolg maximiert.

Stress im Alter

Lebenslanger Stress hat negative Folgen auf unser biologisches Alter. Exzessiver und chronischer Stress sorgt für eine beschleunigte Alterung und das erhöhte Auftreten von altersbedingten Erkrankungen, wie beispielsweise Herz-Kreislauf-Erkrankungen. Wer eine lange Zeit diesem Stress ausgesetzt ist, wird älter eingestuft und läuft zum Beispiel eher Gefahr, eine Demenzerkrankung zu erleiden, als Menschen, die weniger Stress erleben. Epigenetische Veränderungen, die durch Stress erfolgen, sind Auslöser für diese Erkrankungen. Andersrum zeigt sich:

Erleidet eine Person einen Herzinfarkt, bilden sich genau die epigenetischen Veränderungen, die bei Stress gemessen werden.

Bei Personen männlichen Geschlechts sind die Hauptursachen von Stress beruflicher Druck, finanzielle Sorgen oder fehlende Freundschaften. Die TK-Stressstudie ergab, dass das Stressniveau bei Männern in den vergangenen Jahren signifikant zugenommen hat. Im Geschlechtervergleich leiden jedoch mehr Frauen unter Stress als Männer. Eine mögliche These hierfür ist die Annahme, dass das männliche Hormon Testosteron ein Gegenspieler des Stresshormons Cortisol ist: Je mehr Testosteronvorkommen, desto weniger Cortisol. Angesichts der Tatsache, dass im Alter der Testosteronspiegel sinkt, steigt jedoch auch bei Männern das Cortisol an. Wie gehen wir denn nun mit Stress richtig um und finden unsere optimale Balance?

Werden Sie Ihr persönlicher Stressmanager

Ein effizientes Stressmanagement ist besonders wichtig, um langfristig leistungsfähig und gesund zu bleiben. Gleichzeitig stellt sich oft die Frage, wie Stressregulation betrieben werden kann, ohne das Gefühl von Männlichkeit oder Stärke zu verlieren – denn sind wir mal ehrlich: In unserer traditionellen Männlichkeitsvorstellung wird der Mann mit Belastbarkeit und Widerstandsfähigkeit verknüpft, der einer Nichtigkeit wie Stress auch ohne Entspannung trotzt. Das zeigt die Befragung der Stressstudie, in der deutlich wird: Männer greifen zum Stressausgleich häufiger zum Alkohol als Frauen. Dass das langfristig mindestens genauso gesundheitsschädlich ist, wie Stress auszuhalten, anstatt ihn zu bekämpfen, ist selbstredend.

Gelingt es uns, diese Klischees abzuschütteln, können wir uns an den logischen Grundlagen bedienen: Die Wirksamkeit von Entspannungstechniken zur Stressregulation ist in zahlreichen

Studien wissenschaftlich belegt. Krankenkassen bieten nicht umsonst eine vielfältige präventive Angebotspalette an, die von Entspannung bis hin zu Qigong reicht.

HIER SIND EINIGE IDEEN, WIE STRESS GUT REGULIERT WERDEN KANN

- **Achtsamkeit und Meditation:** Durch Achtsamkeit fokussieren wir uns bewusst auf einen Moment und befinden uns im Hier und Jetzt. Das hilft dabei, Stress zu reduzieren und unsere Aufmerksamkeit weg von Gedankenspiralen auf die Gegenwart zu lenken. Dies führt zur Senkung der Cortisolproduktion und aktiviert den Parasympathikus, den Teil des Nervensystems, der uns entspannt.
- **Progressive Muskelentspannung (PMR):** In der PMR werden unsere Muskelgruppen Schritt für Schritt angespannt und anschließend wieder entspannt. Durch die Aktivierung des parasympathischen Nervensystems sinken nachweislich die körperlichen Symptome von Stress und fördern Entspannung.
- **Zeitmanagement:** Effektives Zeitmanagement sorgt dafür, dass Sie einen Überblick über anstehende To-dos behalten und Aufgaben sinnvoll priorisieren können. Durch das Gefühl von Kontrolle sinkt das Stresserleben und Ihre Produktivität steigt an. Methoden, wie beispielsweise die ALPEN-Methode, bei der Sie Ihre Aufgaben priorisieren und definieren (Schaubild Seite 201), können Ihnen dabei helfen.
- **Soziale Unterstützung:** Zögern Sie nicht, auf die Hilfe von Freunden oder Ihrer Familie zurückzugreifen. Zahlreiche Studien belegen, dass die »Pufferfunktion« von nahestehenden Personen bei zu bewältigenden Stresssituationen sehr hilfreich ist.

- **Körperliche Aktivität:** Bewegung und Sport sind wirksame Methoden, um Stress zu reduzieren. Zunächst scheint dies ein Widerspruch zu sein, denn Sport sorgt ebenfalls für die Ausschüttung des Stresshormons Cortisol. Jedoch wird dieses gepaart mit den Botenstoffen Serotonin und Endorphinen sowie einem anschließenden Blutdruckabfall nach dem Sport, sodass es zu einem »positiven Stress« wird. Zahlreiche Studien belegen, dass Sport schon mit geringer Intensität auf das Sinken von Blutdruck und Cholesterin einwirkt. Sport sorgt also für eine deutliche Abnahme des Stresslevels und führt zu einer schnelleren Regeneration von Stress.
- **Ernährung und Schlaf:** Ausgewogenes Essen und eine erholsame Schlafqualität haben ebenfalls Auswirkung auf das Empfinden und den Umgang mit Stress. Chronischer Schlafmangel erhöht den Cortisolspiegel und beeinträchtigt die kognitive Leistungsfähigkeit. Eine gesunde Ernährung fördert die Stressresistenz, indem sie den Energiehaushalt und die Gehirnfunktion stabilisiert.

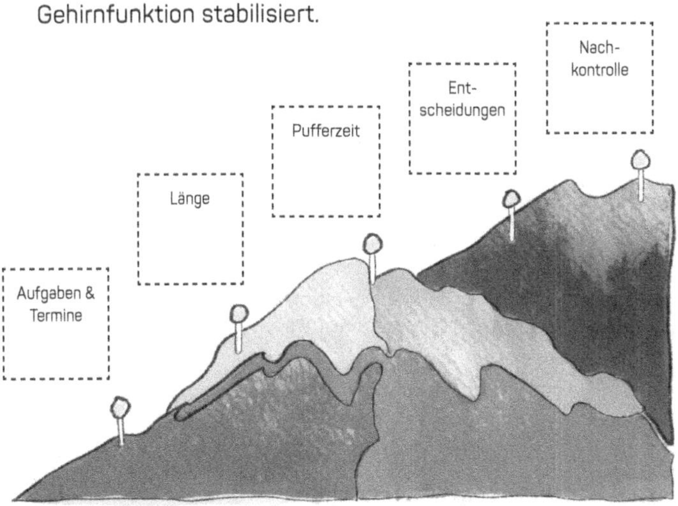

ALPEN-Methode, zur Priorisierung von Aufgaben

Gesundheit aktiv angehen

ÄRZTELAUF STATT MARATHON

Mit zunehmendem Alter nehmen unsere körperlichen Beschwerden zu. Gelenkschmerzen, Müdigkeit, nachlassende Muskelkraft oder chronische Erkrankungen gehören für viele Menschen zur Realität. Der Wunsch, den Alterungsprozess aufzuhalten, führt viele zum Arzt. Doch auch wenn die moderne Medizin zahlreiche Lösungen für Beschwerden bietet, liegt ein großer Teil der Verantwortung für unsere Gesundheit bei uns selbst. Es ist eine wahre Freude, zu welchen Leistungen wir mit unserer stolzen Lebenserfahrung noch imstande sind.

Fit bleiben ohne Arzt

Ein Arzttermin beim Orthopäden, direkt beim Chiropraktiker und der Hausarzt soll's auch noch richten. Es wird angenommen, der Besuch beim Arzt sei die einzige Möglichkeit, an der Vitalität festzuhalten. Doch das allein reicht nicht aus. Wir bleiben nur fit, wenn wir uns ausreichend regenerieren, uns ausgewogen ernähren und vor allem: trainieren. Wie ich (Ingo) so schön zu sagen pflege: »Mit ausreichend Bewegung kann ich 20 Jahre 40 bleiben.« Wie geht das?

Bewegung Regelmäßige Bewegung wird uns häufig ans Herz gelegt, trotzdem setzen viele diesen Ratschlag nicht um. Rund um das Thema Bewegung ranken sich viele Mythen, die beispielsweise besagen, dass 10 000 Schritte das Maß eines gesunden Bewegungsumfangs am Tag betragen. Das ist aber nicht ganz wahr. Eine Studie des *European Journals of Preventive Cardiology* legte dar, dass sogar schon 4000 Schritte einen Schutzfaktor für einen verfrühten Tod darstellen. Sogar 2000 Schritte täglich sollen laut der Studie einen positiven Effekt auf das Herz-Kreislauf-System haben. Jedoch ist klar: je mehr Bewegung, desto besser. Denn unser Stoffwechsel baut ab dem 40. Lebensjahr ab, unsere Knochenmasse wird weniger und auch die Muskelmasse nimmt ab. Hier heißt es gegensteuern. Ausreichende Aktivität hält uns fit. Die Kombination zwischen Ausdauersport und Krafttraining an zwei bis drei Tagen pro Woche ist optimal.

Knochen stärken Ausdauersport, wie zum Beispiel Joggen oder schnelles Spazierengehen, hat verschiedene Vorteile. Er kurbelt einerseits unseren Fettstoffwechsel an. Andererseits unterstützt er unser Herz-Kreislauf-System. Ein weiterer Vorteil ist die Stabilisierung unserer Knochen, deren Festigkeit im Laufe des Alters abnimmt. Wer so gar nicht fürs Laufen geboren ist, sollte sich am Schwimmen oder Radfahren versuchen – die beiden Sportarten zeigen einen ähnlichen Effekt auf.

Muskeltraining Ausdauersport ist nur in Kombination mit Krafttraining richtig wirksam. Da unsere Muskulatur automatisch mit dem Alter abbaut, müssen wir darauf achten, weiterhin unseren Muskelaufbau zu fördern. So vermeiden wir orthopädische Schäden wie beispielsweise Bandscheibenvorfälle oder Rückenschmerzen. Auch unser Stoffwechsel wird durch das Muskeltraining angeregt, denn unsere Muskeln sind kleine Energiefresser. Je mehr Muskeln, desto mehr Energie verbrauchen wir. Also, ran an die Hanteln!

Neues ausprobieren Erfinden Sie sich neu! Wer auf der wöchentlichen Joggingrunde jeden Stock und Stein kennt, der sollte dringend mal etwas Neues ausprobieren. Das Alter ist kein Grund, in eine sportliche Lethargie zu verfallen. Probieren Sie doch mal Bouldern, Tanzen oder Beachvolleyball aus und fordern Sie Ihren Körper rundum. Nicht nur unsere Muskeln, sondern auch unsere kognitiven Fähigkeiten werden vor neue Herausforderungen gesetzt. So bleiben unser Gedächtnis und Bewegungsapparat in Schwung. Bleiben Sie mindestens drei Monate dabei, um erste kleine Erfolge zu erzielen. So lange benötigt unser Körper, sich auf die neuen Herausforderungen einzustellen.

In der Ruhe liegt die Kraft Mit Sport zu beginnen, ist nie zu spät. Jedoch sollten Sie es langsam angehen lassen und Ihren Körper nicht überfordern. Das richtige Maß ist: Solange der Sport angenehm ist, ist es in Ordnung. Fühlt man sich nach dem Sport ausgelaugt und alles schmerzt, ist dies ein Indikator für Überforderung. Lassen Sie es langsam angehen, tritt die Überlastung erst gar nicht auf und der Körper gewöhnt sich an die Belastung. Die Gewöhnungszeit beträgt in etwa zwei bis drei Monate, danach können Sie Ihr Pensum steigern.

Natürlich ist der Arztbesuch trotzdem wichtig. Männer ab 40 sollten regelmäßig Vorsorgeuntersuchungen wahrnehmen, um Krankheiten frühzeitig zu erkennen und ihre Gesundheit zu schützen. Männer haben viel mehr in der Hand, etwas für sich zu tun, als sie es bisher wissen. Sie sollten nicht erst zum Arzt gehen, wenn es zu spät ist, um dann das Problem in den Griff zu bekommen. Prävention und Gesundheitsförderung ist aktuell noch kein Männer-Thema, und das muss sich ändern! Achtsamkeit und Selbstverantwortung gilt es zu lernen!

Hier sind die wichtigsten Untersuchungen, die in Deutschland empfohlen werden:

Allgemeine Gesundheitsuntersuchung (Check-up 35)

1. **Frequenz:** alle drei Jahre (ab 35 Jahren)
   - **Inhalt:**
     - Blutdruckmessung
     - Überprüfung von Blutzucker- und Cholesterinwerten
     - Risikoabschätzung für Herz-Kreislauf-Erkrankungen, Diabetes und Nierenerkrankungen.
2. **Hautkrebs-Screening**
   Frequenz: alle zwei Jahre (ab 35 Jahren)
   - **Inhalt:**
     - Untersuchung der gesamten Haut durch einen Arzt (zum Beispiel Dermatologen) zur Früherkennung von Hautkrebs.
3. **Prostatakrebs-Vorsorge**
   Frequenz: jährlich (ab 45 Jahren)

- **Inhalt:**
  - Abtasten der Prostata durch den Urologen
  - Optional: PSA-Test (kostenpflichtig, wenn keine familiäre Vorbelastung vorliegt).

4. **Darmkrebs-Vorsorge**
   Frequenz: jährlich/alle zehn Jahre
   - Ab 50 Jahren jährlich ein Test auf verstecktes Blut im Stuhl (iFOBT)
   - Ab 55 Jahren Darmspiegelung (Koloskopie) alle zehn Jahre (oder alle fünf Jahre, wenn eine familiäre Vorbelastung besteht)

Eine Studie der Techniker Krankenkasse aus dem Jahr 2022 belegt, dass Männer immer noch Vorsorgemuffel sind, weil nur 24 Prozent der Männer über 45 Jahren zur Krebsvorsorge gehen, während es bei den Frauen immerhin mehr als 50 Prozent sind. Und auch in der Prävention hinken die Männer immer noch weit hinterher, denn nur 20,3 Prozent der Männer nutzen regelmäßig den Gesundheits-Check, während es bei den Frauen fast 25 Prozent sind.

- 78 Prozent der Männer über 30 gehen mindestens einmal pro Jahr zum Arzt.
- Durchschnittliche Arztbesuche von Männern pro Jahr: 14.
- Diesen Wert treiben natürlich auch die Vielgänger in die Höhe, denn nur 16 Prozent der Arztbesucher sind für mehr als 50 Prozent der Arztbesuche verantwortlich. Dies betrifft insbesondere die älteren, chronisch kranken Männer.

Inanspruchnahme von Präventionsangeboten der gesetzlichen Krankenkassen – prozentualer Anteil von Männern:

- Bewegungsangebote: 22 Prozent

- Ernährung: 20 Prozent
- Stressmanagement: 13 Prozent
- Suchtmittelkonsum: 40 Prozent

Im Vergleich zu Frauen nutzen Männer deutlich seltener die Angebote der gesetzlichen Krankenkassen zur Gesundheitsförderung und Prävention. Präventionsangebote im Bereich »Suchtmittel« nehmen Männer ähnlich stark wahr wie Frauen. Beim Stressmanagement jedoch erkennen wir gravierende Unterschiede. Nur 13 Prozent der Teilnehmer sind männlichen Geschlechtes, während 87 Prozent Frauen sind. Männern scheint häufig die Sensibilität zu fehlen, frühzeitig Problembereiche wahrzunehmen und präventiv zu reagieren.

Männer sind Vorsorgemuffel, das haben wir schon festgestellt. Solange nichts wehtut, muss man auch nichts machen. Geht ja irgendwie! Auch die Deutsche Gesellschaft für Mann und Gesundheit belegt das eindeutig: 59 Prozent aller Frauen, aber nur 22 Prozent aller Männer nehmen eine Vorsorgeuntersuchung wahr. Anscheinend gibt es jedoch ein zartes Pflänzchen der Hoffnung am Horizont. Blickt man auf Langzeitstudien, so geht der Trend nach oben. Wenn auch auf niedrigem Niveau.

Warum aber gibt es diese Zurückhaltung? Von 1000 befragten Männern gaben 78 Prozent an, die langen Wartezeiten würden sie abschrecken. 25 Prozent befürchten eine unangenehme oder schlechte Mitteilung und etwa 20 Prozent Schmerzen bei der Untersuchung. Außerdem fällt auf, dass Männer über medizinische Themen wie Blutzucker und Blutfette sehr schlecht informiert sind. Das sollte sich schleunigst ändern. Denn medizinische Checks machen auf jeden Fall Sinn. Experten beklagen gerade in der Altersgruppe der 40- bis 60-jährigen den hohen Anteil von Herz-Kreislauf-Erkrankungen bei Männern. Das könnte durchaus vermieden werden, ebenso die fünfmal höhere Zahl von Männern bei plötzlichem Herztod. Auch sterben etwa doppelt so viele Männer wie Frauen an Lungenkrebs. 62 Prozent der Männer in Deutschland sind übergewichtig und europaweit haben wir den höchsten Anteil von depressiven Männern. Ein Drittel der Männer stirbt vor dem 70. Lebensjahr. Vieles hängt mit dem schon mehrmals beschriebenen Männerbild zusammen. Und endet mit dem Satz von Frank Sommer, Professor für Männergesundheit an der Uniklinik Hamburg: »Männer sind aus gesundheitlicher Sicht das schwache Geschlecht!« Das ist aber kein Argument fürs Nichtstun.

Wie geht es weiter?

DER TRAUM ZUR EWIGEN JUGEND – EIN IRRWEG?

Der Traum der Unsterblichkeit ist uralt, schon immer dachten Wissenschaftler über Möglichkeiten nach, diese zu erreichen. Doch der Weg dahin scheint noch sehr weit zu sein, auch wenn der aktuelle Longevity-Trend in der Medizin uns Hoffnung verspricht, wenigstens deutlich länger zu leben als unsere Vorfahren. Gute Karten hat man insbesondere dann, wenn die Eltern und auch Großeltern trotz meist sehr ungünstiger Umstände lange lebten. Meine Oma Magdalena wurde fast 95 Jahre alt und starb bei bester Gesundheit, indem sie einfach nicht mehr aus dem Mittagsschlaf aufwachen wollte. Besser geht es doch nicht, oder?

Wie alt werden wir heute?

Über das Gesundheitsrisiko Mann hatten wir schon ausführlich berichtet. Auch über die kürze Lebenserwartung von Männern im Gegensatz zu Frauen. Wann ist aber generell Rekordschluss? Die aktuelle maximal dokumentierte Lebensdauer eines Menschen liegt bei 122 Jahren, erreicht von Jeanne Calment aus Frankreich. Sie lebte in den Jahren 1875 bis 1997.

Schauen wir näher hin, dann zeigt sich, dass wir die größten Erfolge in der Verlängerung der menschlichen Lebenszeit im 20. Jahrhundert geschaffen haben. Im Jahr 1900 lag die durchschnittliche Lebensdauer bei etwa 50 Jahren und so haben wir in diesem einen Jahrhundert einen durchschnittlichen Zeitgewinn von etwa 30 Jahren erreichen können. Also alle zehn Jahre gewannen wir drei Jahre hinzu, was insbesondere Faktoren wie der Verbesserung der öffentlichen Gesundheit und Medizin, einer deutlichen Reduktion der Kindersterblichkeit, besseren Medikamenten gegen tödliche Formen von Infektionen sowie einer besserer Behandlung von vielen chronischen Erkrankungen zuzuschreiben ist.

Internationale Forschergruppen haben ermittelt, ob sich dieser Trend weiter fortsetzt oder fortsetzen kann, indem sie sich die Statistiken von Industrieländern der letzten 30 Jahre angesehen haben. Die Ernüchterung folgte schnell, denn in den meisten hoch entwickelten Ländern zeigte sich entweder nur eine Stabilisierung der aktuellen Lebenszeit oder sogar, wie in den USA, ein gegenläufiger Trend, was insbesondere von den Wissenschaftlern mit der Ausbreitung vieler chronischer Erkrankungen, wie zum Beispiel Übergewicht oder Diabetes Typ 2 verbunden wird.

Aktuell sind etwa zwei Prozent aller Männer und etwa fünf Prozent der Frauen in der Lage, ein Lebensalter von 100 Jahren zu erreichen. Wissenschaftler sprechen davon, dass in Zukunft, und das heißt, bis zum Ende dieses Jahrhunderts, maximal fünf Prozent der Männer und 15 Prozent der Frauen dieses Lebensalter erreichen können, trotz aller Anstrengungen und neuer technologischer Möglichkeiten der Biologie und Medizin. Nüchtern betrachtet ist die weltweit zunehmende Epidemie vieler chronischer Erkrankungen dafür verantwortlich. Offensichtlich wissenschaftlich betrachtet bremsen gerade diese lebensstilbedingten chronischen Erkrankungen eine deutlich weitere Ausdehnung unserer natürlichen Lebensspanne. Inzwischen kennen wir viele Mechanismen, die für Alterungsprozesse verantwortlich sind, und wir versuchen, sie durch gezielte Interventionen zu beeinflussen. Dazu zählen zum Beispiel die DNA-Methylierung, die genetische Beeinflussung des Alterns, die Probleme der chronischen Entzündungen, die Anhäufung seneszenter Zellen oder auch die Veränderung der Funktionen von Mitochondrien, aber gute Strategien dagegen sind bisher kaum gefunden. Einige moderne Medikamente, wie Metformin, Glucagon-Like-Peptide-1, Rapamycin, Polyphenole scheinen hier erste Ansätze einer Verbesserung zu erlauben, aber auch sie werden, bezogen auf die Lebensspanne, nur kleine Veränderungen erzielen können. So erwarten die meisten Wissenschaftler innerhalb der nächsten 15 Jahre eine maximale Verlängerung der Lebenszeit von drei Jahren auf durchschnittlich 86 Jahre in den Industrieländern für Frauen und auf durchschnittlich etwa 81 Jahre für Männer.

Longevity-Industrie – eine Chance oder Bedrohung?

Der weltweite Markt der »Longevity-Industrie« umfasst eine große Vielzahl von Industrien und Technologien, die alle darauf abzielen, einerseits das Leben zu verlängern, aber andererseits auch gesunde Alterung zu fördern und altersbedingte Krankheiten effektiver zu verhindern oder zu behandeln. Hierzu gehören die Biotechnologie, die Pharmaindustrie, Genomik, KI in der Medizin und der Ernährung, Anti-Aging-Produkte und auch Prävention.

Es ist einer der am schnellsten wachsenden globalen Märkte. Im Jahr 2023 wird das Marktvolumen auf 27 Milliarden US-Dollar geschätzt. Geschätzt wird, dass der Markt im Jahr 2030 über 50 Milliarden US-Dollar anwachsen kann, was insbesondere auf den demografischen Wandel, technologische Innovationen und die steigende Nachfrage nach Lösungen für ein längeres und gesünderes Leben zurückzuführen ist. Gerade mit zunehmendem Alter treten bei Männern Krankheiten schleichend häufiger auf, die sich im Laufe des Lebens in ihrer Symptomatik und ihren Auswirkungen verschärfen. Speziell Krankheiten des Herz-Kreislauf-Systems, Krebs oder auch Stoffwechselerkrankungen, insbesondere die gefürchteten neurodegenerativen Erkrankungen, werden in höherem Alter wahrscheinlicher und problematischer.

Hoffnung, diese (besser) in den Griff zu bekommen, machen der Industrie und damit den Menschen folgende Entwicklungen oder Perspektiven.

1. **Forschung und Entwicklung**
    - Erforschung von Alterungsmechanismen wie Epigenetik, Zellalterung und Zellteilung
    - Pharmazeutische Forschung zu neurodegenerativen Krankheiten wie Demenz oder Alzheimer und auch zu Diabetes oder Krebs.
2. **Biotechnologie und regenerative Medizin**
    - Forschung zur Genom-Editierung (zum Beispiel CRISPR) – wodurch unser Immunsystem stärker und vielleicht sogar immun wird gegen gefährliche Viren und Bakterien, das heißt, Alterungsprozesse werden auf zellulärer Ebene reduziert
    - Zelltherapien und Stammzellenaktivierung zur Regeneration von Gewebe und inneren Organen
    - Organersatz mit 3-D-Drucker oder Gewebezüchtung

3. **Prävention und Diagnostik**
   - Bessere Früherkennung von Krankheiten durch KI und Big Data
   - Fortschritte in der Personalisierung von Therapie und Interventionen aus den Bereichen Bewegung, Ernährung, Regeneration
4. **Digitale Gesundheit**
   - Wearables, die die Gesundheitsdaten individuell sammeln und analysieren können
   - Weiterentwicklung von Apps und Plattformen zur Überwachung der Gesundheit
5. **Anti-Aging-Produkte**
   - Weiterentwicklung von Nahrungsergänzungsmittel (NEM)
   - Entwicklung von funktionellen Lebensmitteln, die die Gesundheit direkt unterstützen

Herausforderungen an die Zukunft

Natürlich klingt es für uns als Individuum zunächst verführerisch, unbegrenzt leben zu können. Dies hätte enorme Konsequenzen für alle, die auf dieser Welt leben. Denn längeres Leben bedeutet gleichzeitig auch, dass Gesundheitssysteme und Rentensysteme in kürzester Zeit komplett überlastet wären. Bereits heute schaffen wir es kaum, die sozialen Lasten zu tragen, und dies würde sich durch eine Ausweitung der Lebenszeit massiv verschärfen.

Längeres Leben würde nicht nur Platzprobleme in Städten und urbanen Räumen bedeuten, sondern auch ein zunehmender Verbrauch von Umweltressourcen, was diese Welt noch schneller und umfassender in eine Klimakrise stürzen würde. Heute schon kommt in vielen Regionen der Wasserverbrauch an seine Grenzen, die Müllentsorgung ist nicht mehr zu lösen oder die Bereitstellung von Energieressourcen ist umweltverträglich kaum noch zu realisieren. Welche gravierenden Probleme wird eine zunehmende Bevölkerung, das heißt Überbevölkerung, noch nach sich ziehen?

Soll das Leben wirklich unbegrenzt verlängert werden können? Welche Auswirkungen hat das auf die Gesellschaft und den Sinn des Lebens? Wie gehen wir damit um, dass der Zugang zu den lebensverlängernden Technologien sicherlich ungleich verteilt bleibt? Auch diese Fragen müssen wir uns dringend stellen, wollen wir die zukünftigen Technologien zur Lebensverlängerung uneingeschränkt zulassen und nutzen.

Ist es nicht viel wichtiger für die Gesellschaft und für uns als Individuum, dass wir während unserer begrenzten Lebenszeit möglichst viele gesunde Jahre erleben? Und gerade darin sind wir in Deutschland ausgesprochen schlecht, denn bereits ab dem 60. Lebensjahr sind viele von uns Männern multimorbid und weisen parallel einige gravierende chronische Erkrankungen auf, die unsere Lebensqualität massiv beeinträchtigen. Auch wenn Medikamente die zugehörigen Symptome überdecken, werden diese Probleme uns Lebensqualität rauben und Pflegebedürftigkeit begünstigen. In Europa stehen wir übrigens im Mittelfeld hinsichtlich der Anzahl der gesunden Lebensjahre. In Spanien leben die Menschen beispielsweise deutlich länger und in Schweden, Malta, Irland, Frankreich, Belgien oder Österreich leben Männer auch gesünder und ohne das Auftreten von lebensstilbedingten chronischen Erkrankungen. In Schweden können sich Männer ab dem 60. Lebensjahr über weitere 13,5 beschwerdefreie Jahre freuen, während es bei uns in Deutschland nur 8,2 Jahre sind. Fünf Jahre sind in diesem Lebensabschnitt ganz schön viel. Übrigens sind mehr als zehn Prozent der Männer in stationären Pflegeeinrichtung jünger als 65 Jahre.

Motto: nicht länger, sondern gesünder leben

Das viel zu frühe Auftreten vieler Erkrankungen bei uns in Deutschland im Vergleich zu anderen europäischen Ländern ist ein typisches Merkmal unserer »kranken« Gesellschaft. Dazu zählen insbesondere:

- ab dem 40. Lebensjahr Bluthochdruck, Stoffwechselerkrankungen wie Diabetes Typ 2, Übergewicht oder auch Hyperlipidämie,
- ab dem 50. Lebensjahr Prostatavergrößerung oder Prostatakrebs, koronare Herzerkrankung. Osteoporose, Fett- oder Alkoholleber,
- ab dem 60. Lebensjahr Adipositas, Verschleißerkrankungen (Arthrose) an den großen Gelenken wie Knie oder Hüfte, Wirbelsäulenprobleme, verschlechterte Nierenfunktion durch hohen Blutdruck und Diabetes in frühen Jahren, Lungenerkrankungen wie COPD insbesondere bei Rauchern,
- ab dem 70. Lebensjahr zunehmende Einschränkung der Herzfunktionen (Herzinsuffizienz), Immunschwäche, gesteigertes Risiko für Lungen-, Darm-, Prostata- und Hautkrebs, Depression, Angststörungen sowie Demenz und Alzheimer.

Wenn wir Männer das lesen, kann es uns schon angst und bange werden. Wobei wir natürlich nicht daran interessiert sind, Ihnen Ängste zu machen. Aber wenn wir uns die gesellschaftliche Entwicklung und die Gesundheitskosten anschauen, dann sollten wir dringend achtsamer mit uns umgehen. Frauen sind einfach besser in der Betrachtung ihrer Gesundheit. Und genau deswegen leben sie auch nicht nur länger, sondern häufig auch mit besserer Lebensqualität. Rauchen, Alkohol, Bewegungsmangel und ungesunde Ernährung beschleunigen das Auftreten vieler Erkrankungen. Kommt dann noch privater, finanzieller oder beruflicher Stress hinzu, dann wird alles nur noch schlimmer und das Krankheitskontinuum beginnt. Prävention durch regelmäßige Vorsorge und besonders durch eine ausgewogene Ernährung mit viel körperlicher Aktivität tragen zu einer dauerhaften Verlängerung der Lebensqualität bei. Studien belegen sogar, dass regelmäßige körperliche Aktivität die Lebenszeit um bis zu acht Jahre verlängern kann. Ausdauersport und Muskeltraining lohnen sich also wirklich.

Da kann keine Schönheitsoperation mithalten, die nur an unserem Chassis ein wenig aufpoliert, ohne unser viel wichtigeres Innenleben zu verändern. Und schon gar nicht kann sie in irgendeiner Form auf unseren Geist und unsere mentale Gesundheit Einfluss nehmen, denn diese bleibt so alt, wie wir wirklich sind. Betrachtet man jedoch die Zahlen, dann scheint der Trend, unser Äußeres durch Operationen zu verändern, ungebrochen nach oben zu zeigen. Alter und Altern ist zu einem echten Makel geworden. Laut der International Society of Plastic Surgery (alleine der Begriff »Plastic« lässt mich ein wenig erschaudern!) gab es im Jahr 2021 deutschlandweit fast 480 000 Schönheitsoperationen und damit mehr als doppelt so viele wie noch im Jahr 2012. 88 Prozent der Patienten, die auf dem OP-Tisch landen, sind allerdings Frauen. Männer lassen sich am häufigsten das Fett am Bauch absaugen, wobei dies eindeutig ein Produkt des Lebensstils ist. Die folgenden Plätze werden von der Lidstraffung und der Botox-Behandlung belegt. Aber sind wir doch mal ehrlich: Davon werden wir nicht jünger, und ob wir dadurch besser aussehen, bleibt unklar. Scheint es nicht viel wichtiger zu sein, vernünftig mit dem Alter und dem Altern umzugehen, es anzunehmen und viel dafür zu tun, dass es glücklich und zufrieden abläuft? Und das bei bester Gesundheit.

Das Streben nach Unsterblichkeit oder vielleicht auch nur das Erreichen eines möglichst langen Lebens bleibt hoffentlich auch weiterhin ein Traum der Menschheit. Für mich (Ingo) sind gesellschaftliche und ethische Aspekte genauso entscheidend wie technologische Fortschritte. Wahrscheinlich, oder sogar zum Glück, werde ich diesen Disput nicht mehr erleben. Mir geht es vielmehr darum, und ich glaube, da spreche ich auch Ihnen aus der Seele, dass es viel wichtiger ist, gesund zu leben und gesund zu sterben. Lebensqualität ist das eigentliche Ziel aller Intervention, auch von »Longevity«. Das kann man allerdings nicht kaufen, das müssen wir Männer selbst in die Hand nehmen. Je früher wir damit beginnen, umso besser ist es.

Treppensteigen statt Bungee-Jumping – was ist dran?

Irgendwie ist es seltsam – einerseits steigen die bewegungslosen Sitzzeiten im Alltag von Jahr zu Jahr ungebremst an und andererseits nehmen immer mehr Menschen, speziell wir Männer, an großen oder kleinen sportlichen Events teil. Dabei wird es beim Sport anscheinend immer extremer. »Größer, schneller, weiter!«, das ist das Motto der Sportevents der letzten Jahre. »Normal« scheint es nicht mehr zu geben und vielen reicht nicht einmal ein Marathonlauf mehr aus. Wenn schon, dann muss es ein »Ironman«-Triathlon über die Langdistanz, das populäre Radrennen »Trondheim – Oslo« über 520 Kilometer am Stück, das tägliche Baden im Eiswasser oder eine Extremwanderung wie den Harzmarsch über 60 Kilometer sein. Neue extreme Sportarten wie Skydiving, Bungee-Jumping, Freeskiing, Canyoning oder andere erleben in den letzten Jahren zunehmend einen Boom, sodass einige Reiseveranstalter sich darauf spezialisiert haben, »echte Abenteuer« für uns Jungs anzubieten, um offensichtlich vorhandene Bedürfnisse und die Sehnsucht nach dem Besonderen und Außergewöhnlichen zu befriedigen.

Auf der anderen Seite haben sich in den letzten zehn Jahren die durchschnittlichen Sitzzeiten an Werktagen kontinuierlich gesteigert und im Jahr 2023 liegen diese, laut der Erhebung im DKV-Report 2023, bei täglich 554 Minuten. Wir Männer sitzen dabei deutlich länger als Frauen. Laut der Studie bestätigen 69 Prozent der Männer, dass sie an Werktagen länger als acht Stunden sitzen, während es bei den Frauen nur 56 Prozent sind. Viele Männer sitzen sogar mehr als zehn Stunden am Tag. Die meiste Zeit verbringen sie am Schreibtisch, aber gerade auch Männer sammeln zusätzliche Inaktivitätszeiten vor dem Bildschirm.

Komisch, oder? Wahrscheinlich versuchen wir, mit diesen extremen Aktivitäten die langweilige Normalität zu verlassen. Es geht also bei diesen Aktivitäten meist nicht darum, körperlich aktiv und sportlich zu sein, vielmehr scheint es gerade bei uns Männern andere und tiefergehende Aspekte als Begründung für ein derartiges (extremes) Handeln zu geben. Zumal mit dem einmaligen Event am Wochenende nicht Sportlichkeit hergestellt und Bewegungsarmut kompensiert werden kann. Abenteuer im Sport ziehen uns Männer »magisch« primär aus verschiedenen psychologischen Gründen an, die teilweise sehr tief in unsere grundlegenden menschlichen Bedürfnisse und Motive hineinreichen. Dabei ist dies natürlich höchst individuell und durch viele weitere soziale oder andere Kontextfaktoren geprägt.

Der Drang nach Abenteuer im Sport wird nicht selten durch die Suche nach Adrenalin und Spannung bestimmt. Gerade bei riskanten oder herausfordernden Aktivitäten erleben wir einen massiven Hormonschub, der durch die Freisetzung von Stresshormonen wie Adrenalin und Endorphinen ausgelöst wird und zu einem regelrechten »High« führen kann. Beim Eintauchen in derartige herausfordernde Aktivitäten erreichen viele einen Zustand völliger Konzentration, verbunden mit großer Freude, was als äußerst erfüllend empfunden wird. Die Wissenschaft spricht in diesem Zusammenhang von einem »Flow«-Zustand.

Flow – die Suche nach dem Kick

Der Flow-Zustand ist ein Begriff aus der Psychologie, der einen Zustand beschreibt, in dem wir vollständig in einer Aktivität aufgehen, bei der wir uns extrem konzentrieren und die Zeit gleichzeitig wie im Fluge vergeht. Der ungarische Psychologe Mihály Csíkszentmihályi prägte diesen Begriff bereits in den 70er-Jahren des vorigen Jahrhunderts. Wir verlieren während dieser Tätigkeit die Wahrnehmung der Zeit, sodass die Minuten oder Stunden wie im Flug vergehen. Die Aufgabe darf dabei aber auf keinen Fall zu einfach sein, zwangsläufig auch nicht zu schwer. Wir werden also genau mit der richtigen Menge unseres Könnens herausgefordert. Ein Flow ist nicht nur angenehm, sondern auch ein Zeichen von Kreativität und Leistungsfähigkeit, und daher können regelmäßige Flow-Erlebnisse nachhaltig unser Wohlbefinden steigern, Stress abbauen und die persönliche Entwicklung vorantreiben.

Gerade Abenteuer im Sport ermöglichen es, die eigenen psychischen und physischen Grenzen zu erforschen und zu erweitern, wodurch Erfolgserlebnisse in diesen Bereichen das Selbstvertrauen verstärken. Sie bieten vor allen Dingen einen Kontrast zur Routine des Alltags und erlauben es, aus den gewohnten und manchmal langweiligen Bahnen und Strukturen auszubrechen. Abenteuer ermöglichen uns, die Welt anders zu erleben und seine eigene Rolle neu zu definieren. Sich dann als Abenteurer, Extremsportler oder Entdecker zu sehen und zu fühlen, kann eine wichtige Rolle bei der persönlichen Identitätsfindung spielen. Für manche von uns ist speziell das Eingehen von Risiken bei extremen Sportarten eine Möglichkeit, Kontrolle über die eigenen Ängste zu gewinnen, wodurch wir zunehmend das Gefühl von Selbstbestimmung und Autonomie empfinden können. Vor allen Dingen können wir in unseren Familien, im Freundeskreis, am Arbeitsplatz oder auch in den sozialen Medien über unsere großartigen Leistungen berichten und werden dadurch Lob und Anerkennung erhalten. Das tut natürlich gut!

Den Alltag aktiv gestalten

Bis hierhin ist auch alles gut und schön! Selbstverständlich zahlen die genannten Effekte sekundär und auf Umwegen auf unsere Gesundheit ein, aber für eine grundsätzliche positive Veränderung unserer Gesundheit sind diese Aktivitäten in der Regel nicht ausreichend und zielführend. Weitaus wichtiger ist es deswegen, (zusätzlich) den Alltag bewusster und aktiver zu gestalten. Es spricht gar nichts dagegen, Sport auch als Abenteuer zu sehen und sich ab und zu diesen Adrenalinkick zu holen. Doch viel wichtiger ist es, mit täglicher Aktivität für nachhaltige Gesundheit und Wohlbefinden zu sorgen, auch wenn diese noch so »langweilig« ist. Dafür brauchen wir Routinen. Bewegung und Sport im Alltag sind ähnlich wie Zähneputzen: Es macht nicht immer Freude, aber es muss sein, wenn wir nachhaltig und langfristig unsere Gesundheit und Lebensqualität erhalten wollen. Bewegung und Sport sind ein »Lebensmittel«, auf das wir niemals verzichten dürfen. Getreu dem Motto: »Nur was genutzt wird, entwickelt sich – was ungenutzt bleibt, das verkümmert!«

Angesichts der viel zu langen Sitzzeiten in unserem Alltag ist es deswegen für unsere Gesundheit dringend erforderlich, dass wir regelmäßige körperliche Aktivität in unseren Alltag einbauen. Die WHO empfiehlt seit 2021 ein Mindestmaß von 150 bis 300 Minuten moderates Ausdauertraining pro Woche sowie mindestens zweimal pro Woche ein Muskeltraining für alle großen Muskelgruppen. Dabei sollte dies recht gleichmäßig über die gesamte Woche verteilt werden und nicht, wie es von »Weekend-Warriors« zu vernehmen ist, alles am Wochenende realisiert werden.

WEGE NUTZEN

Im Alltag haben wir verschiedene Zeitfenster, in denen wir Bewegungsaktivitäten möglich machen können. Eine ganz wichtige Bewegungsressource ist dabei der Transport, also zum Beispiel der Weg zur oder von der Arbeit nach Hause. So können wir beispielsweise, selbst wenn wir im Homeoffice arbeiten, morgens aktiv durch einen Spaziergang zur Arbeit kommen oder den Feierabend im Homeoffice mit einer kleinen Radtour einleiten. Möglichkeiten, Wege aktiv zu gestalten, gibt es in unserem Alltag viele. Wir müssen sie nur sehen und nutzen. Und meistens sparen wir dadurch sogar Zeit. Vielleicht nehmen Sie, statt einen Scooter oder ein Auto zu mieten, beim nächsten Mal das Fahrrad, mit dem Sie deutlich mehr Muskelarbeit investieren und das Sie wahrscheinlich genauso schnell an den Ort Ihrer Wahl bringt.

Fazit

S-E-R-V-E ist das englische Wort für »Aufschlag«. Viele kennen es aus dem Tennis. Und wir finden Serve ein passendes Fazit, denn dieses Buch ist unser Aufschlag für die Männergesundheit.

Gesundheit ist, wie Sie gelesen haben, ein komplexes Vorhaben, das uns das ganze Leben begleiten sollte, damit wir nicht nur Krankheiten vermeiden, sondern insbesondere mit hoher Lebensqualität, viel Freude und Spaß das Leben so lange wie möglich genießen können. Der wichtigste Punkt ist, dass wir uns Gesundheit nicht kaufen können, sondern sie selbst gestalten und prägen müssen. Und zwar indem wir unser Handeln in fünf wesentlichen Punkten lebenslang ausrichten.

Unser Code dafür lautet: S-E-R-V-E

S steht für **Sport**, das heißt regelmäßiges Training oder regelmäßige Bewegung mit vielen sozialen Kontakten: Die Weltgesundheitsorganisation empfiehlt, dass wir uns mindestens zwei- bis dreimal pro Woche für etwa 30 bis 60 Minuten einem Herz-Kreislauf-Training zuwenden. Walking, Schwimmen, Jogging oder Radfahren ist die beste Art und Weise, Stoffwechsel, Herz und Kreislauf und unsere Blutgefäße zu trainieren, damit sie ein Leben lang leistungsfähig und fit bleiben. Diese Form des Trainings erhöht die Durchblutung in den Organen und verbessert die Ökonomie des gesamten Systems.

Machen Sie aus Ihrem Herzen einen Dieselmotor! Sie wissen ja, dass Dieselmotoren länger halten! Darüber hinaus trainieren Sie zweimal pro Woche Ihre Muskeln, damit Sie den Muskelschwund vermeiden, der mit zunehmendem Alter droht. Das ist nicht nur ein ästhetisches Problem, sondern Muskeln sind das größte Stoffwechselorgan und deswegen für Ihre Gesundheit so unendlich wichtig. Sport besitzt aber auch noch viele andere Facetten und macht besonders in der Gruppe viel Freude und Spaß. Freundschaften und soziale Kontakte lassen sich prima im Sport entwickeln und bieten damit einen Ausweg aus sozialer »Isolation« und bieten einen tollen Ausgleich zum Alltag.

Bewegung sollte auch in den Alltag integriert werden: Unser Alltag ist durch viel zu lange Phasen der körperlichen Inaktivität und Dauersitzen geprägt. Dieser Bewegungsmangel ist einer der stärksten Gründe dafür, dass unsere Leistungsfähigkeit mit steigendem Alter zunehmend schlechter wird. Unterbrechen Sie im Alltag regelmäßig, am besten stündlich, das »sture« Sitzen, indem Sie aufstehen und ein paar kleine Bewegungsübungen ausführen, ein paar Schritte sammeln oder ein paar Etagen bewusst im Treppenhaus auf und ab gehen. Steigen Sie vielleicht eine Station früher aus der Bahn aus, parken Sie das Auto bewusst etwas weiter vom Zielort entfernt oder fahren Sie im Alltag viel mit dem Rad. Das Motto lautet: Wir sammeln Bewegungspunkte im Alltag.

E steht für Ernährung, und zwar für *gesunde* **Ernährung**. Tagsüber braucht unser Organismus Energie, um auf der Autobahn des Lebens agieren zu können; nachts benötigt der Körper dagegen Baustoffe, damit alles wieder repariert und ausgebessert werden kann, was wir im stressigen Alltag so alles »zerstört« haben. Achten Sie deswegen auf eine ausreichende Qualität Ihrer Lebensmittel und verzichten Sie weitgehend auf industriell verarbeitete Nahrungsmittel, die für Körper und Geist keine Wertigkeit haben. Kontrollieren Sie Ihren Zucker- und Alkoholkonsum und versuchen Sie, Ihr Körpergewicht auch im Alter zu stabilisieren und das gefährliche Bauchfett auf ein Minimum zu reduzieren. Vielfältig, bunt, regional und saisonal sind die Merkmale einer gesundheitsförderlichen Ernährung. Machen Sie aber auf jeden Fall regelmäßig kleinere oder größere Essenspausen von mindestens vier bis sechs Stunden, damit Ihr Stoffwechsel sich auch einmal erholen kann. Keine Angst! Sie verhungern nicht, wenn Sie mal ab und zu wieder Hunger verspüren.

R steht für **Regeneration,** Pause und Achtsamkeit: Machen Sie regelmäßig Pausen und nehmen Sie sich Zeit für sich. Hätten Sie es gedacht? Spitzensportler werden nur durch Pausen richtig gut und bleiben gesund! Das gilt so auch für unseren Alltag. Nur wenn wir eine Balance zwischen Belastung und Entlastung, Anspannung und Entspannung in regelmäßiger Abfolge haben, bekommen Körper und Geist die Möglichkeit, frisch und vital zu bleiben. Pause und Regeneration ist für uns eine der wichtigsten Aufgaben des Lebens. Wir müssen unseren Akku so häufig wie möglich, am besten täglich, aufladen, damit wir uns nicht verbrauchen. Planen Sie also regelmäßige Ruhezeiten und Pausen für sich ein. Schlafen Sie täglich ausreichend, füllen Sie Ihr Wochenende nicht mit viel zu vielen Terminen und nehmen Sie sich Auszeit im täglichen Leben und nicht nur in der Urlaubszeit.

V steht für **Vorsorge** und beinhaltet Gesundheitskompetenz durch Wissen rund um das Thema Gesundheit, Vorsorge und Prävention. Damit wir wissen, wie wir unsere Gesundheit in den verschiedenen Abschnitten unseres Lebens optimal beeinflussen können, liegt es in unserer Verantwortung, dass wir uns Wissen und Kompetenzen aneignen. Dazu gehört beispielsweise das Wissen, welche Vorsorgeuntersuchungen wir regelmäßig in den verschiedenen Phasen unseres Lebens durchführen lassen sollten. Hausärzte und möglicherweise auch Betriebsärzte sind dafür die besten Adressen. Kompetenzen zur Prävention und Gesundheitsförderung erhalten wir ebenfalls durch die vielen anderen Professionen aus den Bereichen Bewegungswissenschaft, Ernährungswissenschaft oder Psychologie. Auch Literatur oder das Internet sind gute Quellen, um sich über das Thema Prävention zu informieren, wobei es immer wichtig ist, zu hinterfragen, welche Kompetenzen der Absender besitzt und welches Ziel der Absender mit seiner Botschaft und seinen Informationen verfolgt. Seien Sie deswegen auch immer ein wenig kritisch, wenn Ihnen Gesundheitsinformationen vermittelt werden, denn nicht selten fehlt bei vielen Empfehlungen der wissenschaftliche Nachweis und manchmal steckt sogar eine kommerzielle Ausrichtung dahinter.

E steht für **Einstellung.** Wir sind für uns selbst verantwortlich. Niemand kann uns Entscheidungen abnehmen. Deshalb sollten wir den Blick auf uns verändern. Hinterfragen, was uns guttut und was nicht. Und immer daran denken, dass eine positive Einstellung vieles verändern kann. Und auch wenn es schwerfällt. Ein Beispiel aus dem Tennis hilft auch hier weiter. Schön ist es natürlich, wenn der erste Aufschlag sitzt. Unsere Bemühungen für eine verbesserte Gesundheit sofort gelingen. Manchmal ist aber auch ein zweiter Aufschlag nötig. Und das ist auch gut so. Denn nichts klappt meist sofort. Und selbst wenn der zweite Aufschlag auch ins Netz geht: Die nächsten Chancen kommen bestimmt. Bleiben Sie mutig und zuversichtlich. Nicht alles kann auf einmal klappen. Selbst kleinste Veränderungen können eine große Wirkung haben. Setzen Sie sich kleine Ziele, die Sie gut erreichen können. Jedes Teilziel schafft neues Selbstbewusstsein und nährt das persönliche Glück. Und wir bitten

Sie von Herzen: Schaffen Sie sich soziale Kontakte, ein Netzwerk von Wohlfühloasen. Gerade wir Männer tun uns damit schwer. Viele Studien im Bereich der Langlebigkeit zeigen eindeutig, dass das Zusammensein mit vielen Menschen, der Austausch auch mit unterschiedlichen Generationen den Kopf neu füttert und ein wesentlicher Grund für mehr Glücksempfinden ist. Und glücklich sein lässt uns länger leben. Und zufriedener sein. Das beweisen auch die Blue Zones. Das sind Gegenden auf dieser Welt, in denen die Menschen sehr alt werden und viele 100-Jährige leben. Obwohl diese Gegenden weltweit verstreut sind, haben die Menschen dort eines gemeinsam: Sie wissen, wie man gesund altert, was insbesondere von den »Alten« befolgt wird. Das liest sich wie eine Gebrauchsanweisung für das Hier und Jetzt – und eine bessere Männergesundheit!

1. Viel bewegen, oft zu Fuß gehen, im Alltag aktiv sein.
2. Soziale Kontakte suchen und pflegen, sich regelmäßig verabreden.
3. Viel Zeit in der Natur und an der frischen Luft verbringen.
4. Kontakte mit unterschiedlichen Generationen pflegen.
5. Die Seele baumeln lassen, sich Ruhe gönnen, Stress abbauen.
6. Jeden Tag etwas Neues lernen wollen.
7. Positiv denken.
8. Wenig Fleisch, mehr Fisch, frische Gemüse und Obst, Kräuter und Beeren, wenig Salz zu sich nehmen.

Also dann, bleiben Sie gesund. Wie Sie das schaffen können, haben Sie ja jetzt gelesen!

Muskeltraining für fitte Männer

Mindestens zweimal pro Woche, so empfiehlt die Weltgesundheitsorganisation WHO, sollten wir unsere Muskeln trainieren. Das Gute daran ist, dass viele Übungen auch mit dem eigenen Körpergewicht durchgeführt werden können, weil gerade für Anfänger das Körpergewicht in der Regel ausreicht, um erste Belastungen zu setzen. Fortgeschrittene und Sportler werden wahrscheinlich zusätzlich regelmäßig ins Fitnessstudio gehen müssen. Für alle Muskeln gilt, dass bei der letzten Wiederholung einer Serie die Muskeln leicht brennen müssen, weil dieser Reiz notwendig ist, um Muskeln wachsen zu lassen.

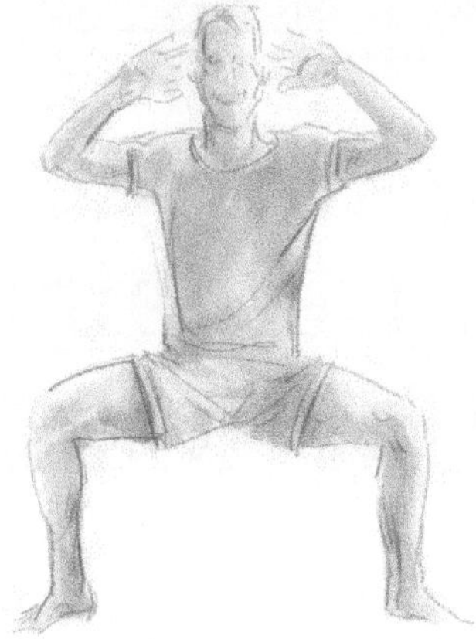

1. Kniebeuge
Muskelgruppe: Oberschenkel und Gesäß
10 bis 15 Wiederholungen

- Stellen Sie sich aufrecht hin. Öffnen Sie die Füße mehr als schulterbreit, die Zehen zeigen leicht nach außen. Beugen Sie die Ellbogen und führen Sie die Hände Richtung Kopf, Handflächen nach vorne, die Ellenbogen zeigen zu beiden Seiten. Beugen Sie nun gleichzeitig beide Knie bis maximal 90 Grad. Das Gesäß sinkt mittig nach unten der Rücken bleibt aufrecht. Zurück nach oben die Beine strecken und wiederholen.

Variation: Anfänger können sich mit dem Rücken an der Wand abstützen. Wichtig ist, dass maximal 90 Grad Beugung im Kniegelenk erreicht wird. Als Orientierung kann man auch die Sitzfläche eines Stuhls dafür nehmen.

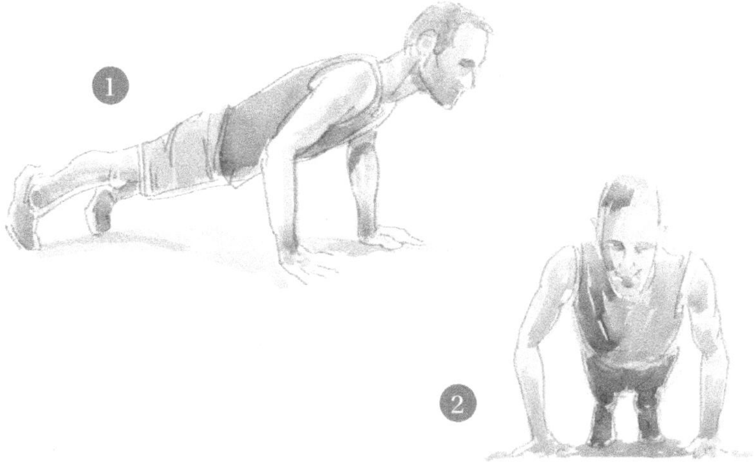

2. Liegestütz

Muskelgruppe: Brust, Schulter und oberer Rücken

3 Wiederholungen, nach einer Minute Pause 3 weitere Liegestütze

- Legen Sie sich auf den Bauch. Platzieren Sie die Hände parallel neben den Schultern. Die Fußspitzen sind hüftbreit aufgestellt.
- Atmen Sie ein und drücken Sie sich mit der Ausatmung hoch, bis der gesamte Körper in der Luft eine gerade Linie bildet.
- Während der Bewegung halten Sie den Kopf in Verlängerung der Wirbelsäule (der Blick geht zum Boden), spannen Sie Ihre Gesäß- und Ihre Bauchmuskulatur aktiv an. Beugen Sie nun die Arme im Ellenbogengelenk, bis sich der ganze gestreckte Körper knapp über dem Boden befindet
- Drücken Sie sich beim Ausatmen aus den Armen wieder nach oben bis in die Ausgangsposition, ohne die Körperspannung zu verlieren.

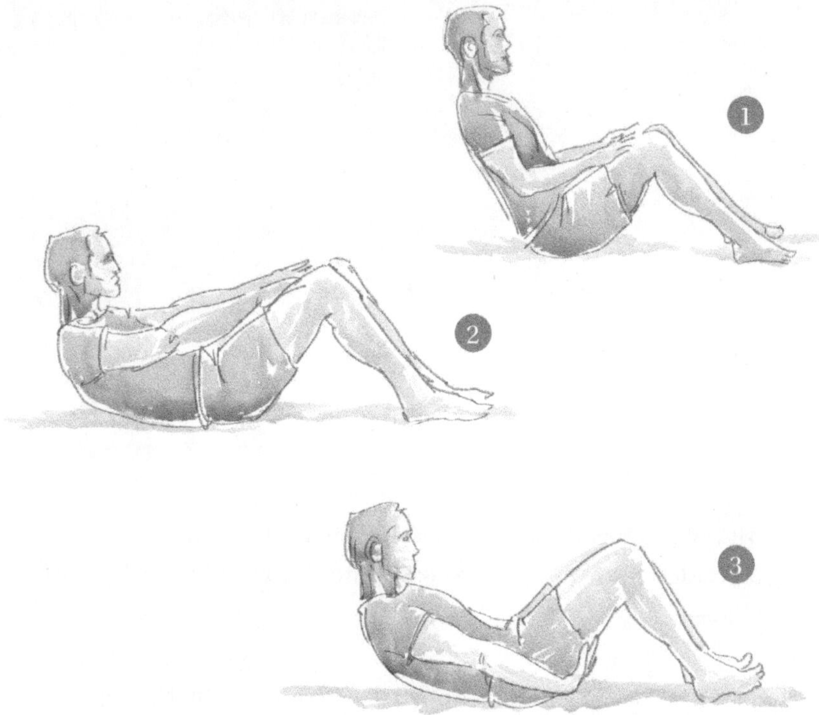

3. Sixpack rückwärts

Muskelgruppe: gerade Bauchmuskulatur

10 Wiederholungen, nach etwa 30 Sekunden Pause eine weitere Runde

- Setzen Sie sich auf den Boden. Stellen Sie die Füße mit der ganzen Sohle so auf, dass die Kniegelenke einen rechten Winkel bilden. Die Hände liegen locker auf dem Brustbein.
- Neigen Sie den geraden Oberkörper langsam zurück, bis Sie ein leichtes Ziehen im Bauch spüren.
- Bleiben Sie 15 bis 20 Sekunden in dieser Position, bevor Sie zurück in die Ausgangsposition kommen.

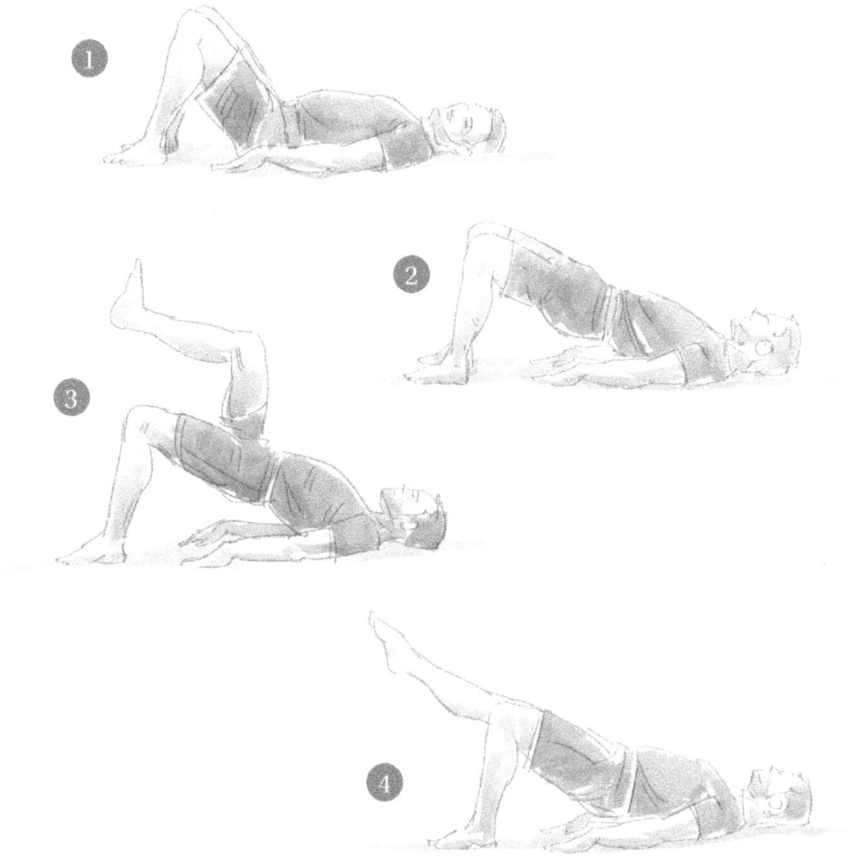

4. Brücke:

Muskelgruppe: unterer Rücken und Gesäß

Beide Körperseiten je 10 Wiederholungen im Wechsel

- Legen Sie sich auf den Rücken, die Arme locker neben dem Körper. Setzen Sie beide Fersen weit weg vom Gesäß auf den Boden.
- Heben Sie das Becken an. Ziehen Sie ein Bein in Richtung Brust hoch und setzen Sie es dann langsam wieder ab. Tun Sie das Gleiche mit dem anderen Bein.

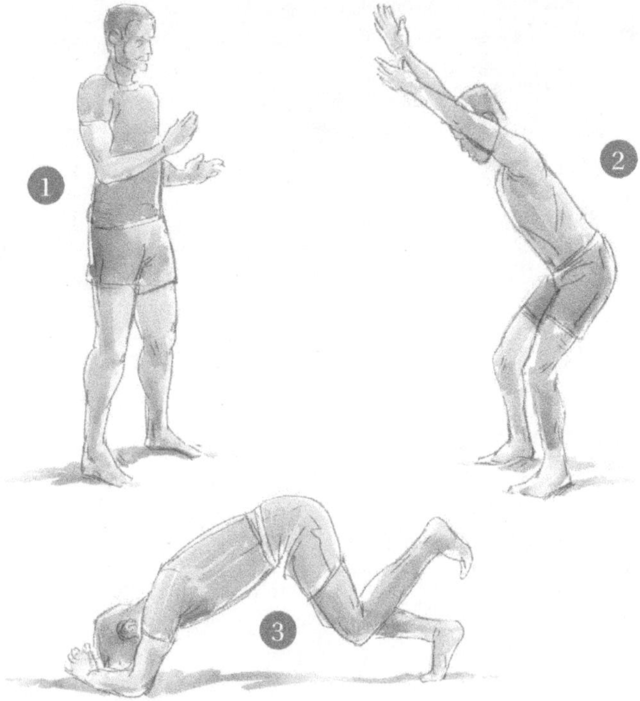

5. Hacker

Muskelgruppe: tiefe Rückenmuskulatur

3 Wiederholungen, jeweils 30 Sekunden

- Die Arme sind im rechten Winkel an den Oberkörper angelehnt. Die Unterarme hacken wechselseitig rauf und runter. Versuchen Sie etwa 3-mal 30 Sekunden zu üben und immer schneller zu werden. Sie können im Stehen oder Sitzen üben. Wer es anstrengender mag, wiederholt die Übung mit ausgestreckten Armen.
- Wer es noch anstrengender mag, der führt die Übung mit gestreckten Armen aus, oder stützt sich sogar umgekehrt auf den Armen ab und „hackt" mit den Beinen.

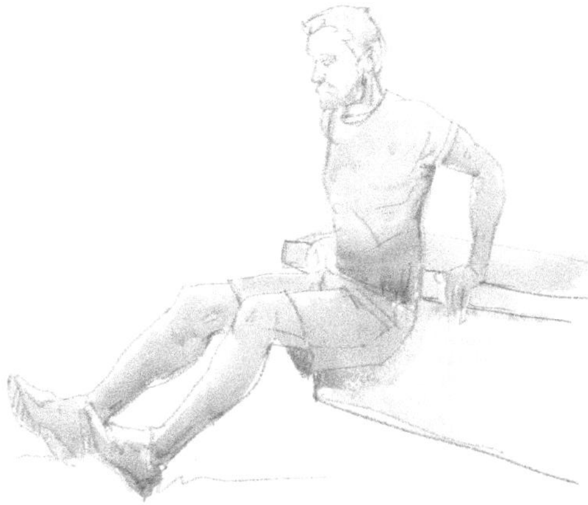

6. Higher Dips

Muskelgruppe: Oberarm- und Schultermuskeln, vor allem den Trizeps

10 Wiederholungen, dann 60 Sekunden Pause und noch eine Runde

- Stellen Sie sich mit dem Rücken zu einer Stuhlkante und stützen Sie sich rücklings mit den Händen daran ab.
- Wandern Sie mit den Füßen ein wenig nach vorn, sodass der größte Teil Ihres Körpergewichts auf den Händen lastet.
- Spannen Sie die Bauchmuskeln an. Beugen Sie nun mit der Einatmung langsam die Arme und strecken Sie sie mit der Ausatmung.

1

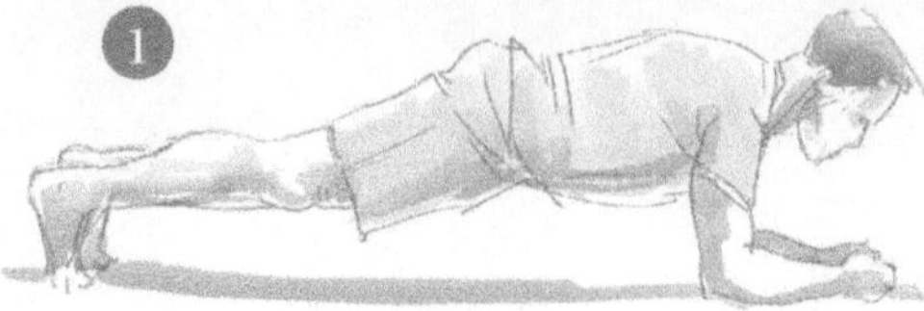

2

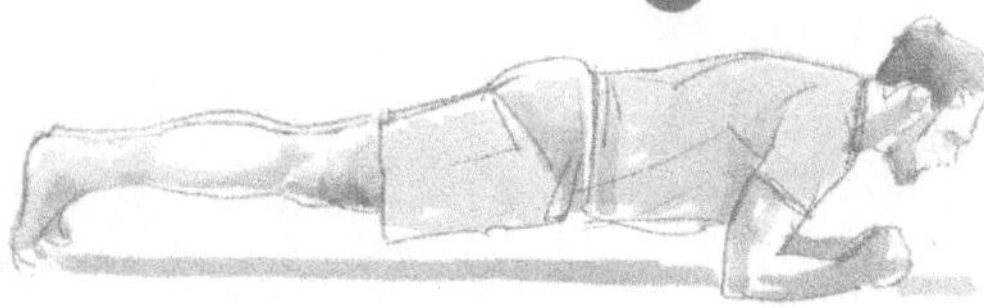

3

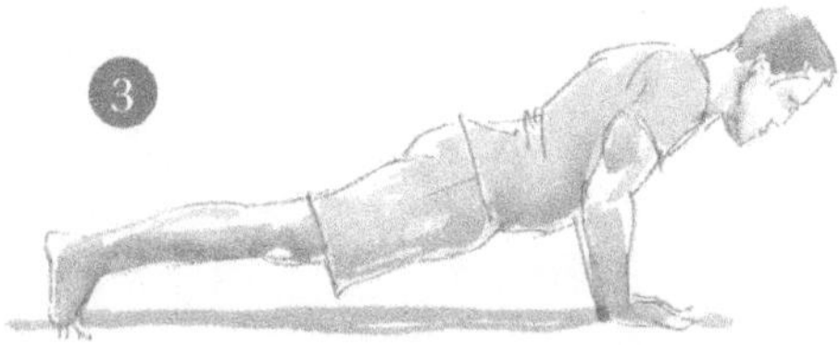

4

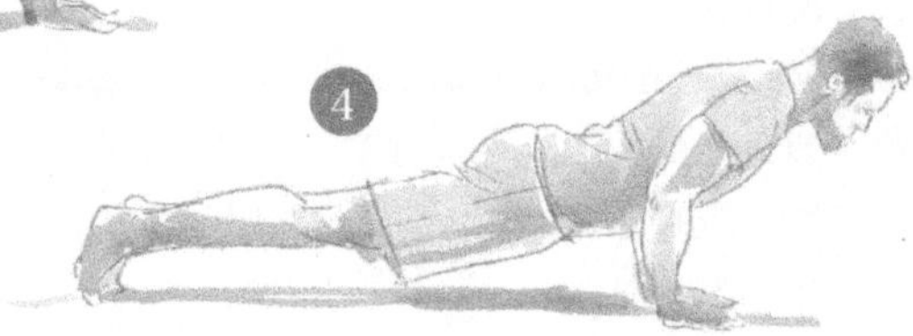

7. Planke

Gute Gesamtkörper-Stabilisation

8 Wiederholungen

- Gehen Sie in den Unterarmstütz: Legen Sie sich auf den Bauch und stützen Sie die Unterarme so auf den Boden, dass sich die Ellenbogen senkrecht unterhalb der Schultern befinden. Setzen Sie die Zehenspitzen auf den Boden.
- Mit dem Ausatmen aktivieren Sie die Bauchspannung und drücken sich hoch, wobei der Körper von den Fersen bis zum Kopf eine Achse bildet – gerade wie eine Planke.
- Beim Einatmen schieben Sie den Körper kontrolliert ein Stück vor und mit dem Ausatmen zurück. Tun Sie das 3-mal.
- Gehen Sie zurück in den Unterarmstütz und entspannen Sie sich einige Sekunden lang, bevor Sie von vorne beginnen.

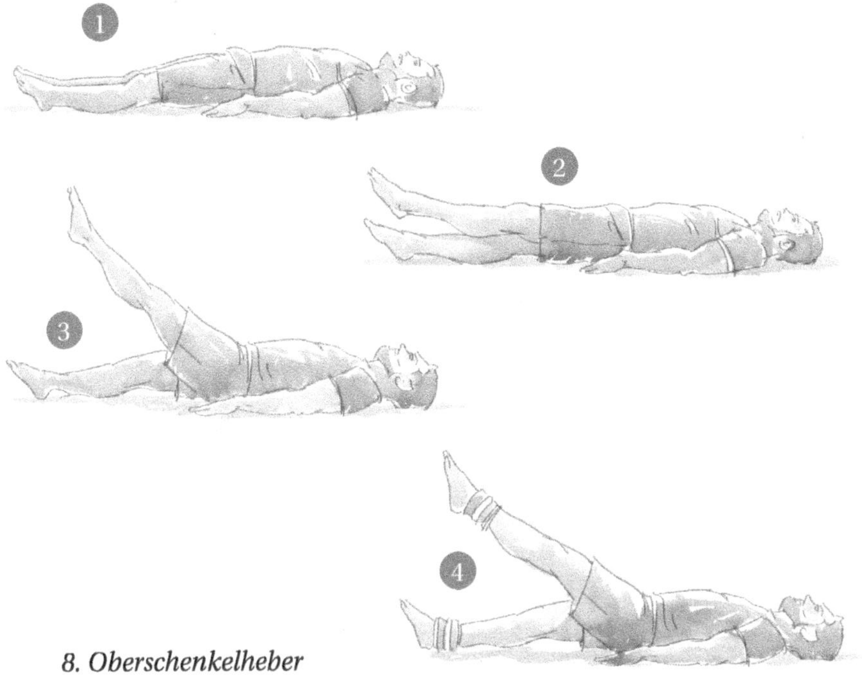

8. Oberschenkelheber

Muskelgruppe: Hüftbeuger

Je Bein 10 bis 15 Wiederholungen

- Legen Sie sich auf den Rücken, die Arme locker neben dem Körper. Strecken Sie beide Beine bis in die Fußspitzen. Spannen Sie die Bauchmuskeln an, sodass Ihre Lendenwirbelsäule den Boden berührt.
- Heben Sie nun ein Bein gestreckt langsam vom Boden hoch bis zu einem Winkel von etwa 45 Grad. Senken Sie das Bein langsam wieder ab.

Intensivere Varianten

- Senken Sie das Bein jeweils nicht bis auf den Boden ab, sondern nur bis kurz über den Boden.
- Und/oder beschweren Sie Ihre Beine mit Gewichtsmanschetten.

Register

Abenteuer 217-220
Abnehmen 39, 64, 99, 101-104, 116, 139
- Tipps 103
Achtsamkeit 46, 61, 200, 205, 224
Aktivität, körperliche 32, 43, 45, 48, 60, 73f., 88, 118f., 121, 125, 135, 153, 155, 159, 161, 165f., 170, 172ff., 201, 203, 216, 218f., 221
Alkohol 16, 23, 25, 50f., 60, 72, 79, 83f., 103,107, 109-117, 121, 123, 142f., 184f., 199, 215, 224
Alter, biologisches 68, 70, 198
- des Gehirns 63
Altern in Schüben 15f.
Alzheimer 20, 29, 55, 212, 215
Anti-Aging 14f., 134, 211, 213
Arteriosklerose 30, 38, 70f., 73, 75, 95
Ausdauer, kardiovaskuläre 43, 149
Ausdauertraining 43, 73f., 147, 154, 156, 158, 160, 221

Bauch, dicker 140, 143
Bauchfett 35, 67, 141, 144, 224
Bauchumfang 22, 141f.
Beckenboden 84f.
Beweglichkeit 150f.
Bewegungsempfehlung der WHO 73f., 161, 164
Bier 111, 118, 123, 125, 142f.,
Bluthochdruck 11, 22, 31-34, 124, 128, 215
Body-Mass-Index (BMI) 95, 133, 139, 141

Cholesterin 21, 31, 34, 69, 71, 75, 83, 133, 201, 205
Chromosome 9, 18ff., 55
Cortisol 63, 182f., 195, 198-210

Demenz 29, 39, 52, 54f., 116, 165f., 198, 212, 215
Depression 11f., 23, 30, 39, 64, 83, 116, 130, 165f., 188, 190, 193, 215
Diabetes 20ff., 31, 38f., 83, 95, 124, 127, 144, 174, 205, 210, 212, 215

Eiweiß 35, 37, 41, 56, 86f., 90, 92ff., 97, 102, 122, 134, 170
Energie, verbrannte am Tag 108
Entzündung 38, 41, 55, 72, 77ff., 115ff., 127, 136, 141, 144, 170, 195, 198, 211
erektile Dysfunktion 83
Erholung 40, 42, 60, 63, 162, 171, 178, 181, 183f., 196
Ernährung 8, 16, 22, 25, 41, 43, 50f., 63f., 70, 74, 76, 86f., 89, 91-94, 96f., 102-107, 118, 126, 131, 137, 140, 143, 153, 157, 169, 176, 184, 201, 207, 211, 213, 215f., 223ff.
- Tipps 96ff.

Fette (Nahrung) 16, 22, 34f., 72, 74, 79, 86, 90-93, 97, 102, 107, 138, 140, 146
Fitness 145-155, 149, 165, 167, 173f., 227
- geistige 52, 60, 62, 191
Fleisch 9, 22, 41, 51, 79, 92-95, 226

Gefäße 20f., 27f., 32, 45, 67-76, 83, 101, 134, 164, 173, 222
Gehirn 9ff., 31, 33, 36, 39, 52-56, 59f., 62ff., 67, 84, 87, 90, 100, 114, 116, 130, 159-162, 175, 177, 181ff., 201
Gelenkprothesen 47f.
Gesundheits-Check-up 205f.
Glatze 56f.
Grundumsatz 87f., 103, 138

Haare 12, 56, 58, 66, 70
- graue 54, 56, 58f., 164
Herz 9, 26-35, 70, 73, 75, 87, 127, 141, 155f., 161, 164, 171, 173, 180f., 194, 203, 222
Herzinfarkt 8, 20ff., 28ff., 39, 69-72, 75, 83, 127, 164, 199
Herzinsuffizienz 11, 32, 130, 215
Herzgesundheit, Lebensmittel für 33f.
Herzkrankheiten 28ff., 32ff., 133, 142, 144, 174, 215
Herz-Kreislauf-Erkrankungen 16, 20ff., 29-33, 70f., 73, 76, 95, 117, 122, 124, 126f., 179, 195, 198, 205, 208

HIIT 156
Hormone 9f., 18, 20f., 30f., 34f., 40, 42, 49, 64-68, 74, 92, 118, 141, 164, 166, 174, 181, 183, 195, 218

Immunabwehr 55, 182
Immunsystem 16, 31, 55, 135, 181, 198, 212
Inkontinenz 81f., 84
Intelligenz
- fluide 54, 162
- kristalline 54, 162

Kaffee 89, 97, 122, 124-131, 136f., 185
Knochen stärken 203
Knorpel 44-47, 124
Kohlenhydrate 86f., 90f., 93, 97, 102
Kompensation 178
Kontakte, soziale 60, 192, 223, 226
Koordination 43, 112, 148, 151, 153, 173
Körperfett 9, 106, 139, 144
Krafttraining 40, 43, 129, 166, 203f.
Krebs 18, 20, 24, 29, 38, 57, 64, 66, 76-82, 95, 116, 128, 133, 205f., 208, 212, 215

Leistungsumsatz 87
Longevity 209, 211, 217

Marathon 90, 145-149, 152, 157f., 163, 167, 182, 202, 217
Medikamente 14, 18, 50, 56, 75, 83f., 101, 166, 210f., 214
Meditation 42, 75, 200
Melatonin 63, 181, 185
mentale Stärke 148, 152f., 158, 165
Midlife-Crisis 23, 64f., 187ff., 191
Muskelkraft 39, 46, 74, 129, 149f., 173, 202
Muskelkraft-Ausdauer 150
Muskeln 9, 11, 16, 34-43, 46, 49, 85, 101, 119, 122f., 129, 138f., 147, 155f., 159, 163ff., 170, 173, 178ff., 183, 196, 204, 223, 227, 233, 235
Muskeltraining 103, 154, 156, 203f., 221, 227
- Übungen 228-235

Neues ausprobieren 204
Nikotin 23, 50, 60, 72

Osteoporose 49f., 215
Östrogen 20, 30, 34, 55, 67, 132

PADAM/PEDAM 65
Parkinson 56
Pausen 49, 98, 103, 126, 156, 163, 176ff., 184ff., 224
Plastizität, neuronale 59
Potenzstörungen 83
progressive Muskelentspannung (PMR) 200
Prostata 24, 76-81, 128
- Erkrankungen der 77ff., 84, 215
- -krebs 24, 66, 77-82, 128, 133, 205f., 215

Proteine 36, 40f., 50, 55, 71f., 92f., 157, 180f.
PSA-Test 80ff., 206
Psychotherapie 65, 102, 166

Rauchen 25, 29, 72, 76, 83, 215
Regeneration 42f., 46, 61f., 93, 122f., 132, 163f., 176, 184, 201, 212f., 224
Resveratrol 117
Rotwein 117

Sarkopenie 39
Schlaf 11, 42, 60, 62f., 101f., 122f., 126, 137, 171, 176, 179-186, 193, 195, 201, 209, 224
Schlaganfall 20, 29, 33, 59, 70, 83, 95, 133
Schnelligkeit 48, 69, 148, 151ff., 158
Sitzen, langes 51f., 175, 220
Sport 13, 16, 26, 28, 31, 35, 38ff., 44, 46, 48-51, 58, 62, 64, 68ff., 73, 77, 86, 88, 90f., 96, 101, 105ff., 118-123, 125, 128f., 135, 139, 145f., 148f., 151f., 155, 157, 159ff., 165-172, 175, 177f., 185f., 192, 198, 201, 203f., 216-224, 227
Sportverletzungen 48f.
Stoffwechsel 16, 35f., 39, 41f., 49, 57, 63, 67, 87, 93, 96, 104, 106, 123f., 126f., 133, 138, 141, 144, 150, 164, 169f., 172f., 175, 181, 203f., 212, 215, 222ff.
Stress 10, 16, 23ff., 27, 31, 41, 61f., 67f., 74ff., 105, 107, 123f., 127, 130, 135, 141, 149, 155, 166, 171f., 174, 180, 187, 193-201, 216, 218f., 223, 226
- akuter, kurzzeitiger 194
- chronischer, andauernder 195
- Dauerstress 30, 196
- oxidativer 41, 127, 135
Stressmanagement 42, 74, 196, 199, 207
Superkompensation 178f.

Tee 97, 122, 131-137
Testosteron 10, 20f., 34, 39f., 57, 64-67, 77, 79, 83f., 117, 133, 199
Testosteronmangel 66f.
Treppenhaus/Treppensteigen 108, 160, 172-175, 217
Trinken, ausreichendes 47, 60, 96, 119, 121f., 124f.

Übergewicht 22, 29, 31, 46, 72, 100, 104ff. 130, 133, 138ff., 144, 174, 208, 210, 215
Unterstützung, soziale 105, 196, 200

VO_2max 154-157, 163
Vorsorge(untersuchung) 11f., 24, 29, 46, 48, 79, 82f., 205ff., 216, 224f.

Wasser 118f., 124f.
Wechseljahre 16, 21, 30, 55, 64f., 190
Wege nutzen 221

Zeitmanagement 200

Ausgewählte Literatur

nature.com/articles/s41598-021-84762-0
uni-wuerzburg.de/aktuelles/pressemitteilungen/single/news/intelligenz-eine-frage-der-vernetzung/
researchgate.net/publication/224047930_Rasch_progressive_Demenzen
parkinson-gesellschaft.de/fuer-betroffene/die-parkinson-krankheit
uniklinikum-jena.de/Uniklinikum+Jena/Aktuelles/Archiv/PM_Archiv+2019/Nach+Schlaganfall_++Mehr+neue+Nervenzellen_+aber+gestörte+Funktion+im+Hippocampus-page--p-22092.html
gesundheitsforschung-bmbf.de/de/wenig-hilft-viel-schon-leichte-bewegung-starkt-das-gehirn-15485.php
zeitschrift-sportmedizin.de/bewegung-neuroplastizitaet-das-gehirn-kein-muskel-und-doch-unglaublich-trainierbar/2/
ncbi.nlm.nih.gov/pmc/articles/PMC7521632/
researchgate.net/profile/Nadja-Schott/publication/306498691_Korperliche_Aktivitat_und_kognitive_Fahigkeiten_im_Kindes-_und_Jugendalter_-_wissen_wir_schon_genug/links/57bea2ef08aeda1ec3863c66/Koerperliche-Aktivitaet-und-kognitive-Faehigkeiten-im-Kindes-und-Jugendalter-wissen-wir-schon-genug.pdf
ssoar.info/ssoar/bitstream/handle/document/52228/ssoar-die-2011-1-walk-Bewegung_formt_das_Hirn_lernrelevante.pdf?sequence=1&isAllowed=y&lnkname=ssoar-die-2011-1-walk-Bewegung_formt_das_Hirn_lernrelevante.pdf
fz-juelich.de/de/aktuelles/news/pressemitteilungen/2023/schlafentzug-laesst-das-gehirn-alt-aussehen
gesundheitsforschung-bmbf.de/de/wenig-hilft-viel-schon-leichte-bewegung-starkt-das-gehirn-15485.php
aerzteblatt.de/nachrichten/134068/Die-optimale-Schlafdauer-ist-individuell
gkm-institut.de/files/ueber-gkm/publikationen/aktuell/Stressmanagementtechniken-Siebecke-Kaluza.pdf
leitbegriffe.bzga.de/alphabetisches-verzeichnis/soziale-unterstuetzung/
mpg.de/9810515/stress-alterungsprozess
cbs.mpg.de/institut/forschung/stress
medienportal.univie.ac.at/uniview/forschung/detailansicht/artikel/maenner-und-frauen-reagieren-unterschiedlich-auf-stress/?no_cache=1
dgsp.de/seite/376569/stressmanagement-durch-sport-k%C3%B6rperliche-fitness-sch%C3%BCtzt-vor-stress-und-seinen-folgen.html
sport.uni-freiburg.de/de/institut/psychologie/psych_proj/stressregulation
psychologie.uzh.ch/de/bereiche/hea/klipsypt/maenner40plus/Stress-und-Resilienz/Hilfe-bei-Stress/Sport.html
aerzteblatt.de/nachrichten/71831/Fuenf-Stunden-Schlaf-statt-sieben-verdoppeln-das-Unfallrisiko
jneurosci.org/content/39/12/2291
fz-juelich.de/de/aktuelles/news/pressemitteilungen/2023/schlafentzug-laesst-das-gehirn-alt-aussehen

aerzteblatt.de/archiv/200872/Epidemiologie-Warum-Schlafmangel-dick-macht
aerzteblatt.de/archiv/200872/Epidemiologie-Warum-Schlafmangel-dick-macht
tagesschau.de/wissen/schlafdauer-durchschnitt-100.html
maennergesundheitsportal.de/themen/gesunder-schlaf/was-ist-schlaf/schlafdauer/
aerzteblatt.de/nachrichten/108568/Gruener-Tee-wirkt-praeventiv
mdpi.com/1420-3049/27/12/3909
krebsgesellschaft.de/onko-internetportal/basis-informationen-krebs/krebsarten/prostatakrebs/ursachen-und-risikofaktoren.html
klinikum.uni-heidelberg.de/chirurgische-klinik-zentrum/urologische-klinik/behandlungsspektrum/spektrum/detailinformationen/bewusste-lebensfuehrung
idw-online.de/de/news778123
swr.de/swrkultur/wissen/wie-gesund-ist-tee-mythen-und-wahrheiten-100.html
genetisches-maximum.de/pflanzenstoffe/gruentee-egcg-insulin-igf/
gruenertee.com/wirkung/studien/
bzfe.de/lebensmittel/lebensmittelkunde/tee/
nccih.nih.gov/health/green-tea
pubmed.ncbi.nlm.nih.gov/10202402/
mdpi.com/1420-3049/27/12/3909
unipub.uni-graz.at/obvugrhs/content/titleinfo/4630769/full.pdf
herzstiftung.de/ihre-herzgesundheit/gesund-bleiben/ernaehrung/gruener-tee
psgz.ch/news/tee-ist-gesund-hilft-er-auch-gegen-stress/
uniklinikum-saarland.de/de/einrichtungen/fachrichtungen/zellbiologie/seminar_zellbiologie_20192020/kaffee_tee_mehr_ist_besser/inhaltsstoffe/egcg
fz-juelich.de/de/inm/inm-2/forschung/forschungsthemen/wo-koffein-im-menschlichen-gehirn-wirkt
pmc.ncbi.nlm.nih.gov/articles/PMC10375938/
phaidra.univie.ac.at/detail/o:1269786
jissn.biomedcentral.com/articles/10.1186/s12970-020-00383-4
link.springer.com/article/10.1007/s00108-023-01618-7
link.springer.com/article/10.1007/s44266-023-00085-5
academic.oup.com/eurheartj/advance-article/doi/10.1093/eurheartj/ehae871/7928425
springermedizin.de/risikoreduktion-kardiovaskulaerer-erkrankungen-durch-koerperlich/8041344
aerzteblatt.de/nachrichten/118657/WHO-gibt-neue-Aktivitaetsempfehlungen-heraus-fuer-die-Gesundheit-zaehlt-jede-Bewegung
pmc.ncbi.nlm.nih.gov/articles/PMC9316578/
link.springer.com/article/10.1007/s15005-019-0219-7
natuerlich.thieme.de/natuerlich-gesund/detail/mit-ernaehrung-gefaesskrankheiten-effektiv-vorbeugen-1027
pmc.ncbi.nlm.nih.gov/articles/PMC9590382/
link.springer.com/chapter/10.1007/978-3-662-56307-6_41
tk.de/firmenkunden/service/gesund-arbeiten/gesundheitsberichterstattung/tk-trinkstudie-2019-2068044
link.springer.com/chapter/10.1007/978-3-642-65307-0_50
germanjournalsportsmedicine.com/archive/archive-2009/heft-10/ein-mehretappenlauf-ueber-1200-kilometer-faehrt-zu-einer-kontinuierlichen-akkumulation-von-koerperwasser/
tk.de/presse/themen/praevention/gesund-leben/frueherkennung-krebsvorsorge-berlin-2186820
usz.ch/krankheit/fettstoffwechselstoerung/
krebsgesellschaft.de/onko-internetportal/basis-informationen-krebs/bewusst-leben/rauchen-zahlen-und-fakten.html
thieme-connect.de/products/ebooks/lookinside/10.1055/b-0034-36146
pmc.ncbi.nlm.nih.gov/articles/PMC7288608/
usz.ch/krankheit/sarkopenie/

MIX
Papier | Fördert gute Waldnutzung
FSC® C014496

Penguin Random House Verlagsgruppe FSC® N001967

2. Auflage 2026
by Südwest Verlag, München,
in der Penguin Random House Verlagsgruppe GmbH,
Neumarkter Straße 28, 81673 München
produktsicherheit@penguinrandomhouse.de
(Vorstehende Angaben sind zugleich Pflichtinformationen nach GPSR.)

Hinweis

Die Ratschläge/Informationen in diesem Buch sind von Autoren und Verlag sorgfältig erwogen und geprüft, dennoch kann eine Garantie nicht übernommen werden. Eine Haftung der Autoren beziehungsweise des Verlags und seiner Beauftragten für Personen-, Sach- und Vermögensschäden ist ausgeschlossen.

Aus Gründen der besseren Lesbarkeit wird bei Personenbezeichnungen und personenbezogenen Hauptwörtern in diesem Buch die männliche Form verwendet. Entsprechende Begriffe gelten im Sinne der Gleichbehandlung grundsätzlich für alle Geschlechter. Die verkürzte Sprachform hat nur redaktionelle Gründe und beinhaltet keine Wertung.

Projektleitung: Susanne Schmutterer
Lektorat: Antje Seidel, trans texas publishing services GmbH, Köln
Korrektorat: Susanne Schneider, München
Umschlaggestaltung: OH, JA! (oh-ja.com)
Coverfoto: Sebastian Bahr, Köln
Übungsillustrationen, Schaubild: Christian Martin Weiss, Puchheim
Satz: satz-bau Leingärtner, Nabburg
Herstellung: Franziska Polenz
Druck und Bindung: GGP Media GmbH, Pößneck
Printed in Germany

ISBN 978-3-517-10355-6
www.suedwest-verlag.de